金色種子

法輪大法
在台灣的故事

採訪、撰稿　曾祥富・黃錦

目錄

中篇 扎根

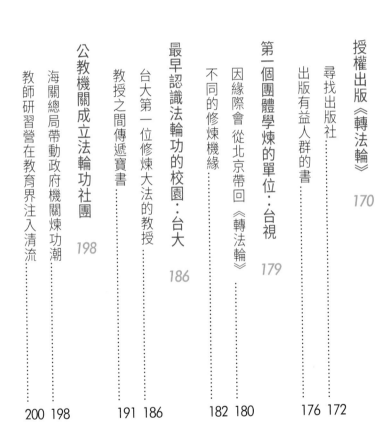

下篇 綻放

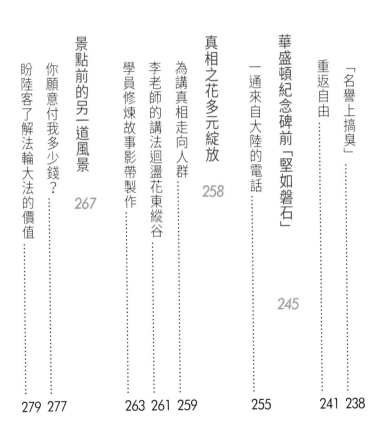

法輪大法在台灣

張錦華　法輪大法學會理事長

我常想，如果中共沒有壓制迫害法輪功，如果法輪功在中國能像在台灣一樣自由發展，那麼，中國可能將有數億遵從「真、善、忍」的好人，就不會有獨裁暴力、貪婪枉法，那會是一個多麼美好祥和的兩岸，多麼和平繁榮的世界！

非常遺憾的是，中共自一九九九年起竟對數以千萬計的法輪大法修煉者展開無底限的謊言誣衊及殘暴迫害，明目張膽的違反自己的法律和國際基本公民人權，如同中共專制建制史上一而再、再而三發生的踐踏人民和自由人權的血腥運動。

相較於中共的違法打壓和蠻橫濫權，台灣，這個太平洋上四季如春的美麗小島，有著善良勤奮保有中華文化敬天信神的人民，讓大法的金色種子，在自由法治的社會沃土中，一個個、一群群的修煉人，健康祥和的學習、精進、成長，見證了大法對提升身心靈健康的神奇和超常，更發揮了修煉人的無限慈悲和純正能量。

與全世界各地的大法弟子一樣，台灣大法弟子也義無反顧的，走到各景點、透過各種平台，無時無刻的向全世界的人們說明法輪大法的美好，呼籲著同樣正義善良的人們，從真相中覺醒。涓滴清流終能滙聚成川海汪洋，沛然莫之能禦，必能共同制止殘酷邪惡的迫害，期待人類更美好的未來早日成真。

翻開本書，從第一顆金色種子開始，每個修煉人的故事都平凡而神奇，令人驚歎又回味再三；不過，他們僅只是滄海一粟。大法弘傳但卻遭受殘酷迫害，而迫害中能不屈不撓、慈悲堅忍的向專制政權勸善勸道，實有太多可歌可泣、迴腸蕩氣的事蹟，讓天地為之震撼，也讓人間見證奇蹟，掛一漏萬的許多故事，期待編者繼續努力。

常有人問道，台灣有多少法輪功修煉者？這實在是一個無法準確回答的問題。台灣第一個煉功點一九九五年在陽明山上建立，至本書出版之時，全台已成立超過九百個以上的煉功點。我們大概可以估計已經有數十萬人讀過《轉法輪》，或者免費上網閱讀，或自行修煉過功法。但因為法輪功修煉一向直指本心、不建名冊；尊重個人、來去自如。同時，即使成立了台灣法輪大法學會，但僅負責行政工作，不會收集名單，也不會強制學員參加任何活動或聚會；因此，我們沒有確實的數字。

一個自由來去、沒有名冊、不計算人數的功法，每個修煉人唯有透過自身學法煉功，修心去執，才能親自體驗身心靈健康提升的神妙，也才能越發持守專一，精進不殆；也才是真正大道修煉的正法正道。如同歷史上的正信宗教常會遭到邪惡瘋狂的百般迫害，但終能淬鍊出永恒的正信者。面對中共政權排山倒海的極權暴政，二十年來，千千萬萬的法輪功修煉者，在舉世見證下，不卑不亢、和平理性的堅持著真、善、忍的宇宙大道。秉持著自動自發、義務付出的慈悲大願，加入弘法和講真相的清流，澄清了各種謊言和疑問，閃耀出益發純正溫暖的金色光芒。本書僅僅只是記錄台灣的法輪大法洪傳的源起，漂洋過海的種子，幸運的在寶島札根茁壯、繼而開花遍地。許許多多的有緣人因此相繼而來，許許多多的洪法講真相的故事在各個角落展開。這是怎麼做到的？世界會因此改變嗎？誠摯的邀請您一起來閱讀這本書，相信您將會找到您自己的答案！

二〇一九年十月十五日

上篇

萌芽

一九九四

一九九八

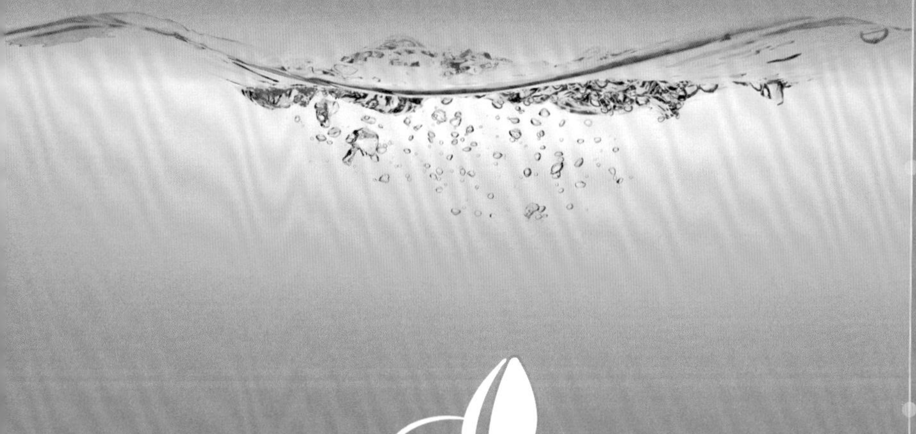

第一個修煉法輪功的台灣人

一九九二年五月十三日李洪志先生在長春開辦了第一場的法輪功學習班，法輪大法正式對外廣傳。在一九九四年十二月廣州舉辦的學習班，則是最後一場完整的講法傳功班，之後，李老師便只講法而不教功。這短短兩年多期間，台灣也有人參加了李老師的親自傳法教功班。目前所知，最早接觸到法輪大法的台灣人是一對夫婦：鄭文煌與妻子何來琴。

而機緣是這樣開啟的。

「我們這裡有位從長白山來的李洪志大師，對疑難雜症的處理非常神奇，你們趕緊辦手續過來！」何來琴遠在濟南的親戚一再來電這樣催促著。

那是一九九四年六月，四十七歲的何來琴與先生鄭文煌就從台灣經由香港轉機，前往山東濟南。

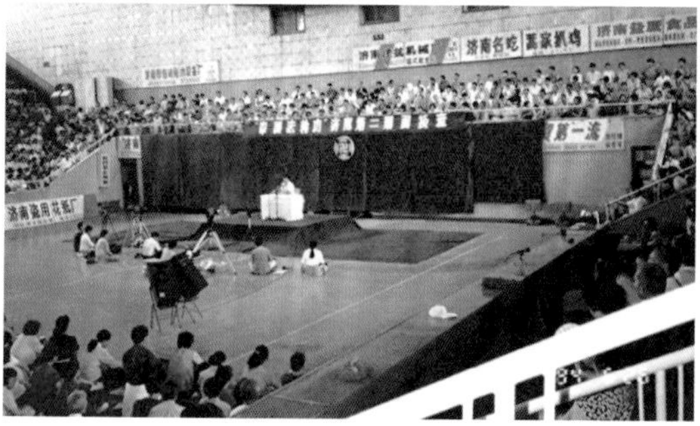

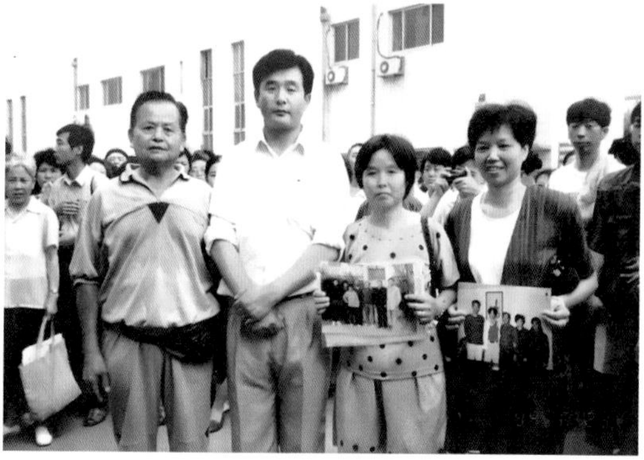

上圖：「中國法輪功濟南第二期學習班」於一九九四年在濟南開班。

下圖：一九九四濟南講法李洪志老師與台灣來的鄭文煌、何來琴夫婦（右一左一）合影。（何來琴提供）

濟南親人召喚「神奇之旅」

親戚如此著急，不是沒有原因的。十九歲嫁給大自己二十歲的丈夫為續弦，何來琴從花樣少女一夕變成四個小孩的繼母。前妻留下的小孩，老大小她四歲，老么年僅九歲，再加上從軍中退休、大男人主義的丈夫，讓原本性格內向、傳統的何來琴過得戰戰兢兢。更糟的是婚後一年產下長子，還未品嘗初為人母的喜悅，何來琴便不時莫名的頭痛，且發病越來越頻繁。緊接著女兒、次子出世，頭痛的病症益發不可收拾，這一痛就持續了二十七年。

「一發病就是痛，痛就想去撞牆，不然就是讓先生拿一根棍子敲我的頭，敲、敲、敲，為的是讓痛感麻痺。」

丈夫帶著她走遍台北各大醫院，榮總、長庚、馬偕各大名醫都查無病因，束手無策下只能施打止痛針。到後來，從頭到腳已找不到完好的血管施打，只好改吃止痛藥。但疼痛時間越來越緊密，藥量越來越大，腎臟與肝臟也出了毛病，丈夫形容她：「五臟六腑都壞了！」不僅如此，止痛藥帶來失眠的後遺症，更是另一場惡夢，「十幾年都不能好好睡覺，整個人的精神都昏昏沉沉的……」

在西醫藥石罔效下，他們改以中醫、民間療法治療，甚至求神問卜，惡疾仍如影隨形。面對七個小孩的大家庭，刻苦認命的何來琴不僅家事一手包，先生的事業也得幫忙，她說：「有時候真的受不了就去睡覺，去睡覺又很害怕躺下去就起不來了。」

家庭的壓力和身體的折磨煎熬著何來琴：「那時候就很想死，可是看到小孩那麼小，就捨不得，後來就靠意志力，能活一天就算一天，對生命很悲觀。」

一九九四年六月十九日，何來琴與先生抵達濟南親戚家，等待為期八天的「中國法輪功濟南第二期學習班」開班。

二十一日，夫妻倆來到濟南市皇亭體育館，裡面已擠滿了四千多人，何來琴觸目所及有罹患各種疑難雜症、坐輪椅、拄枴杖的……奇妙的是，抱著「死馬當活馬醫」姑且一試的何來琴，還未走入會場，就感到身體有種微妙的變化，一種從未有過的舒服安適。

進了場，看了一眼講台上的李洪志老師，向來難以入眠的何來琴此時卻很想睡覺，很快的她的眼睛就再也張不開了，被一種平靜、安詳的情緒籠罩著。「我當時才真正體驗到睡覺的感覺，原來睡覺的滋味是這麼美妙！」她回憶說道，那時她思想裡沒有一絲雜質，卻有一念：「我要聽李老師講法！」

身旁不知情的丈夫看到雙眼緊閉的妻子，不解的問：「妳是來聽李老師講法，還是來睡覺的？」何來琴回答：「我知道，我的眼睛雖然張不開，可是腦袋很清醒！」

張不開眼睛，耳朵卻能很清楚地聽到李老師講法，何來琴一字一句都沒有遺漏，「聽到老師講生生世世業力的時候，我就很激動。啊，我懂了！原來我這麼多年的痛苦都是業力的關係。」在八天的學習班裡，何來琴都是這樣一邊「睡覺」一邊聽課。

「李老師講人要修煉嘛，才能返本歸真，我就想，我要走這條路了。」第一天的課程還沒結束，何來琴對生命就有了全新的體悟，這時，夫妻倆突然聽到李老師說：「今天有兩位學員是從台灣來的。」

他們驚訝的對望：「老師怎麼知道的？」

李老師請工作人員送書到他們的座位上，工作人員還特別囑咐他們：「如果你們有需要幫忙，就到服務台來找我。」

學習班第三天，何來琴與丈夫早早進了會場，在搬座椅時，隱約中感到面前突然有一身影，一抬頭就見到李老師，夫妻倆趕緊雙手合十道：「老師好！」李老師親切地問：「我講的話，你們聽得懂嗎？如果不懂，可以請工作人員幫忙。」他倆趕緊回答：「懂！懂！懂！」此時，周圍的學員也才發現了李老師，紛紛上前問好。事後，何來琴夫婦倆很納悶：李老師怎麼就突然出現在面前了？兩人益發覺得這位老師非比尋常。

李老師在講課中提到，只要是真正來修煉的人，李老師就會幫學員淨化身體，讓學員們能真正的修煉。在八天的學習班裡，何來琴身體果真不斷的淨化，感覺也越來越輕鬆。看著妻子不斷的淨化身體，而自己卻一點反應也沒有，鄭文煌不禁暗想：「大概我身體沒什麼毛病吧？」

這個念頭發出的當晚，鄭文煌卻開始腹部絞痛，還吐出血絲與黏糊糊的東西，連吞個口水都會喉疼，隔天清晨他卻一切正常，好像什麼事兒也沒發生一樣。他知道，自己也開始淨化身體了。

一場考驗

八天的學習班就像一場神奇之旅。當夫妻倆回到了台北，何來琴「淨化身體」的狀態仍持續著，八、九天後，長達二十七年的多種疾病神奇般不藥而癒，喜獲重生的她由衷感激李老師。

每天外出買菜的何來琴，菜籃車不再像過去那麼沉重，原本病懨懨的她不僅變得有活力、有精神，講話丹田也有力了，兒女們也感覺母親像變了一個人似的。

大受鼓舞的夫妻倆就這樣每天在家煉功，早晚各煉一次。五個月後，親戚又再來電話說：「李大師這次在廣州講法，開最後一期學習班，這次離你們台灣很近，一定要把握機會！」

訂好機票，尚未來得及出發，鄭文煌卻突然腹痛得在地上打滾。緊急送醫，醫師說是膽結石，且膽囊已布滿結石，膽汁已流光，必須住院開刀，否則有生命危險。醫院決定十二月二十一日動手術。

十二月二十一日，這天恰巧是廣州學習班開班日。何來琴看著這個巧合的日期，心靈深處反倒升起一種覺悟，她問丈夫：「我們去大陸好不好？去見李老師！」一生個性剛毅果決的鄭文煌，此時卻亂了方寸，囁嚅說：「妳做決定好了。」

何來琴向醫生表達出院的意願，醫生直言：「不可能，榮總有兩萬多個這種嚴重病例，沒有一個不挨刀的，妳不要想幫他辦出院。」堅持到最後，醫師看她態度堅決，便要求他們寫切結書出院。

隔日，何來琴攙扶著丈夫搭機。登上飛機後，這時原本重病的鄭文煌反倒變了個樣子：神情不再痛苦，臉色漸漸紅潤。住院六天未曾進食、滴水不沾的他此時卻食慾大開，吃完自己的餐點，望著妻子的點心問：「妳怎麼不吃？」何來琴會意的笑了笑說：「你要吃就拿去吧！」

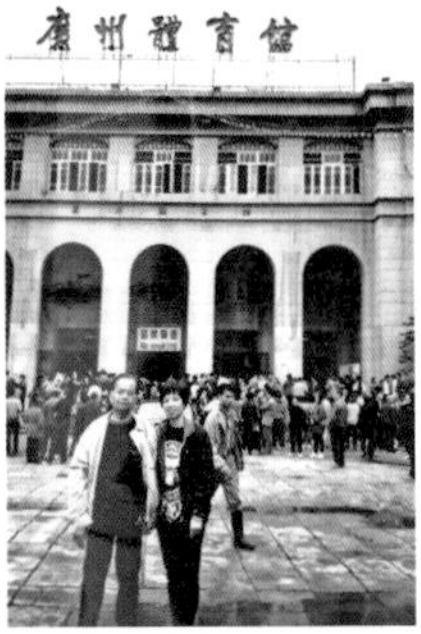

一九九四年十二月二十一日，何來琴與鄭文煌夫婦突破萬難，參加廣州第五期法輪功學習班。（何來琴提供）

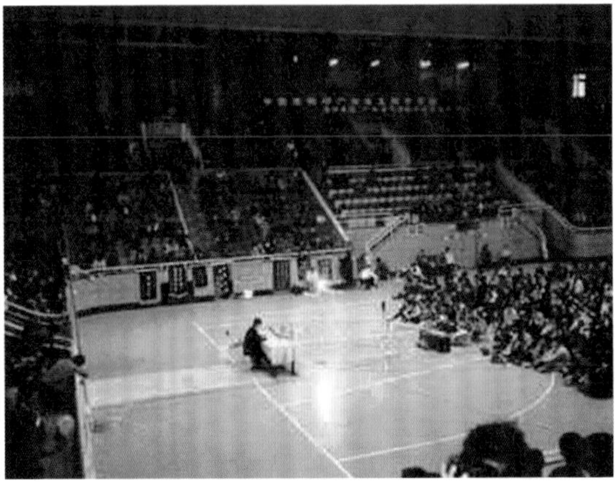

一九九四年十二月二十一日，李洪志大師在廣州體育館舉辦中國最後一次開班講法。

下了飛機，鄭文煌不再需要妻子攙扶。何來琴說：「他已經完全不像病人了，體力全恢復，可以自己走路了！」

一九九四年十二月二十一日，夫妻倆來到廣州體育館，由於是李老師最後一次開班講法，吸引了來自大陸各地求法、求道之人。由於人數太多，很多人無法進場，包括何來琴夫婦。她回憶：「體育館容納不了，很多老學員心性高，都主動的退票讓給外縣市的學員進場，包括我們夫妻及親戚才得以進場。」

進了體育館，座位已經坐

滿了人。李老師坐在場中，老師前面也擠滿了席地而坐的人群。這次廣州第五期法輪功學習班，約有六千人參加。何來琴形容當時的感受：「如果不是在現場的人，很難真切的體會有多麼殊勝莊嚴。」

體育館外數百名無法進館的人捨不得離開，就在館外坐聽講法。後來，李老師親自走到外面告訴大家，在外面聽法效果是一樣的。

廣州的生活消費較高，何來琴夫妻提到當時有些大陸學員一天也就只吃一、二個饅頭過日子，有的學員則是自帶方便麵果腹。甚至有新疆學員提前一週到廣州，錢都用完了，最後連饅頭也沒了，晚上就睡在樹下或是走道上。北京學員知道後，無償的資助這些偏遠地方來的學員。

何來琴還親眼目睹讓她難以忘懷的一幕。一位來自新疆烏魯木齊的年輕人，當他一到會場，便五體投地趴在地上嚎啕大哭。突來的舉動讓何來琴相當震撼，卻也不明所以。身旁的人告訴她：「妳不知道，他們為了求法、得法，歷經千辛萬苦，幾千里路來到這邊，到目的地了，所以很激動。」

這一幕，令她想起半年前在山東濟南的學習班上看到的神奇事蹟：

李老師第一天講法時，在她前面的走道上躺著一個約三歲大的小孩。當時她心裡想：「怎麼有個小孩躺在走道上呢？」問了旁邊的學員才知道，原來這小孩是個植物人。

第二天，小孩還躺在地上。到了第三天，小孩已經活蹦亂跳的在走道上玩耍了。她說：「這讓在場的很多人感到法輪功真是奧妙，不可思議。」

而這次在廣州，她的親戚也目睹一位頸部長腫瘤的婦人，因為買不到票在體育館外面逗留，看到李老師在體育館外準備進場，這位婦人突然喊著：「李老師、李老師！」李老師當時回頭看了一眼這位婦人，沒多久，她原本頸部的腫瘤就破了一個小洞，然後流出血水似的液體，腫瘤也消下去了。

在為期九天的學習班裡，類似的神奇事蹟難以道盡。隨著鄭文煌的身體一天天好轉，夫妻倆心裡更明白修煉法輪功的珍貴。

一天夜裡，當大夥兒回到旅館在頂樓露台上煉功時，煉著煉著突然有學員喊說：「天空有法輪！」何來琴抬頭往上一看，一個大大的法輪就在天空中正反旋轉著，「就像李老師所說的一樣，裡面的卍字符以及太極圖也都在自轉。」當時在場約有五十人，一半以上的人都看到了，不少人激動的喊著：「法輪！法輪！我看到法輪了！」未曾見過如此美麗殊勝景象的何來琴，也不由自主的說著：「這是真的嗎？太漂亮了！」

九天的課程結束後，臨去前，許多大陸學員鼓勵何來琴夫妻倆要將法輪功傳給更多的台灣民眾。他們也留了連繫電話給來自貴州、預計不久將到台灣探親的張普田。

帶著同修的祝福與鼓勵，何來琴與丈夫回到台灣，此時的他們還不知道，自己是法輪功在台灣弘傳的一顆種子，即將在台灣的土地上萌芽、茁壯。

而張普田的探親之行，也將為法輪功在台灣的傳播埋下另一顆種子。

從陽明山擴及北台灣

建立全台第一個煉功點

回到台灣後，鄭文煌到醫院複診，發現原本布滿膽囊的結石竟全都神奇消失。「那個石頭怎麼不見了？」醫師不可置信的看著X光片子說。鄭文煌很高興的告訴醫生這趟大陸行。百思不得其解的醫生也只能囑咐鄭文煌：「如果有什麼不適，記得回醫院檢查。」

對鄭文煌而言，這趟廣州行，身體所親歷的巨大變化，仍遠不如心靈所受到的激盪。

一九二三年出生在中國大陸的鄭文煌，年紀輕輕就加入國軍跟隨國民政府抗戰，經歷了抗日戰爭，歷次國共內戰、古寧頭戰役等。

一九四九年隨著國民政府來台，不久即從軍中退役，改做房屋漏水修補工程的生意。原本脾氣不好的鄭文煌，對子女的教育仍不改軍人作風，讓子女們敬而遠之，而他也不以為意。

這次在廣州期間，一位大陸學員拍拍鄭文煌的肩膀跟他說：「老弟啊，你都沒修心性！」他一下醒悟沒修去自己的壞脾氣，經常動怒，然後罵妻子、罵子女，實在不應該！他說：「心性沒提高，功不長，身體當然無法淨化，當然得病啊。」

回台後，鄭文煌開始注重心性修煉，他的改變，妻子感受最深：「以前都是我服侍他。他回到家，要幫他脫襪子、倒茶。廣州回來後，他的態度就不一樣了，反而是他泡茶給我喝，完全相反了！」

他的女兒鄭惠文回憶說，從廣州回來之後，爸爸開始有了笑容，冷若冰霜的撲克臉融化了，不但變得會替別人著想，跟媽媽還會開起玩笑，簡直脫胎換骨。她說：「爸爸以前很難親近，我們小時候看到他就是趕快閃人，親子關係是疏遠的。後來發現不一樣喔，家裡就變得融洽了。」

「世間像我這樣被病痛折磨的人太多了……」何來琴想著；又看著自己家庭的變化；再加上北京學員經常來信鼓勵：「你們一定要出去，把法傳出去。」於是他夫妻倆決定行動，讓更多人能從中受益。

但是該怎麼做呢？他們仿效大陸學員的做法——到外面建「煉功點」。於是夫妻倆就在住家附近尋找合適地點。

一番尋覓之後，他們來到台北陽明山公園花鐘附近，覺得這裡環境不錯，空氣清新，還可以俯瞰整個台北市，視野好。

一九九五年四月二十七日這天清晨六點半，何來琴與先生在花鐘附近掛上女兒手寫的「法輪大法好」橫幅，打開錄音機播放煉功音樂，開始煉功。台灣第一個法輪大法「煉功點」就這樣成立了。

從山上到山下

在陽明山公園花鐘附近的幽僻處，何來琴夫婦倆柔美流暢的動作，伴隨悠揚的煉功音樂，第一天清晨就吸引不少遊客駐足詢問。

而他們也依照李老師的要求：「不能收錢、不能收禮，完全義務教功」。

短短的期間內就有幾十人陸續加入煉功的行列，有來自附近天母地區，也有來自松山、新店等大台北地區的民眾。何來琴回憶：「來學的人也覺得很奇妙，他們很少上陽明山，可冥冥之中就覺得要來這裡。」一名被煉功音樂吸引的民眾，當他走進煉功點，隨著比劃法輪功第一套功法「彌勒伸腰」時，一直以來無法伸直的雙手，竟然伸直了，這著實讓一旁的妻子大感訝異，因為這位先生肺部開刀後，平常穿衣都需妻子協助，而他還邊煉功邊說：「煉功真的很舒服！」

就如同何來琴夫婦所曾經歷過的身體神奇變化，這樣的事例在煉功點也屢屢出現。

現任台灣法輪大法學會副理事長黃春梅，也是無意中加入陽明山的煉功行列。

自婚後就跟隨先生從台南至台北定居，近二十年的全職家庭主

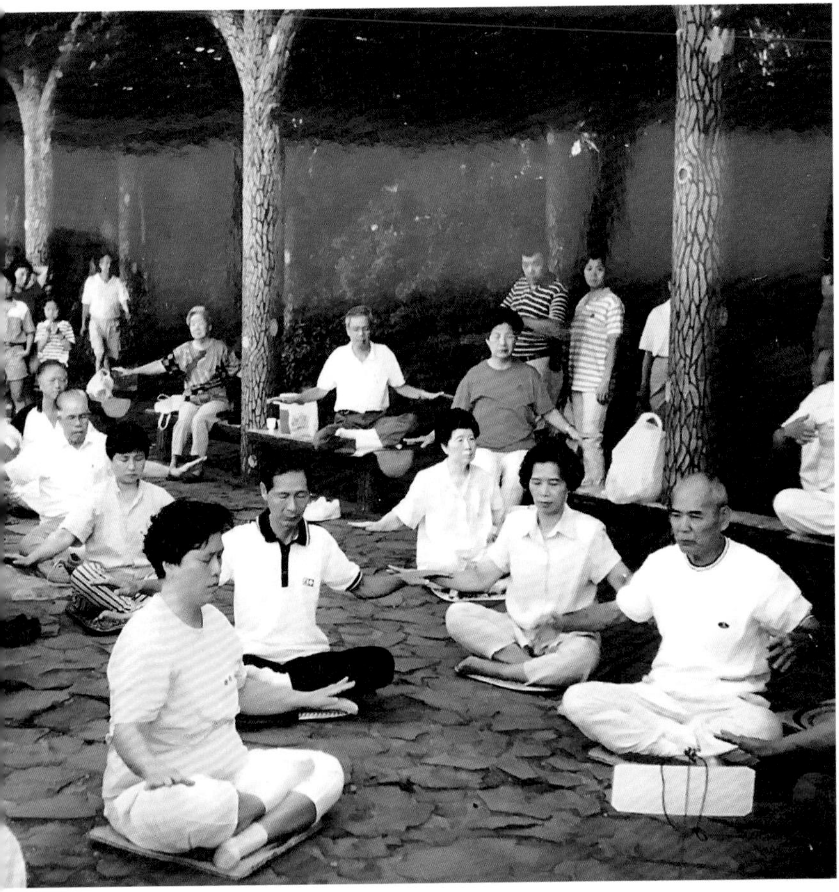

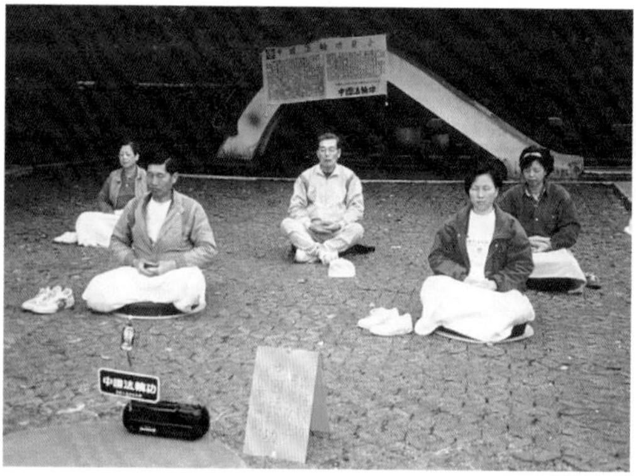

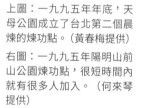

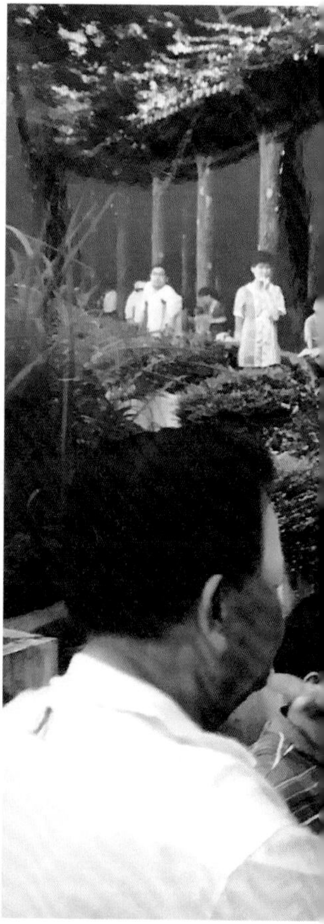

上圖：一九九五年年底，天母公園成立了台北第二個晨煉的煉功點。（黃春梅提供）

右圖：一九九五年陽明山前山公園煉功點，很短時間內就有很多人加入。（何來琴提供）

婦生活，讓黃春梅特別期待假日的家庭活動。一九九五年雙十節，好不容易等到繁忙的先生有了假期，不料他卻依然與客戶相約打高爾夫球，負氣的黃春梅因此獨自到天母住家附近的陽明山走走。

走著走著，在山路的拐彎處，黃春梅看見三、四個婦人在煉功，她說：「我放下了傘，跟著她們的動作就比劃起來了。」內向的她覺得功法十分優美，當時她就想學，然而害羞卻讓她不敢開口。

黃春梅說往常在公園看到人練功，不時的也會興起想學的念頭，但總是因為內向的性格，讓她始終未曾得學。

而這次回到家後，黃春梅卻異於以往的後悔自己沒有行動。隔天，在相同的時間她又到了相同的地方，卻沒看見有人煉功。她狐疑的想：「我記錯了時間嗎？」於是，她決定在不同的時間再來看看。找了幾天後，她終於又發現了煉功的人。這回她鼓起勇氣向煉功的婦人開口了。於是婦人告知她何來琴夫妻煉功點的訊息。

那個週日，張清火開著車載著妻子上陽明山參加晨煉，到了陽明山卻看不到有人煉功，因為怕遲到很著急，心急如焚。黃春梅看到旁邊有一個賣菜的，她就過去問那個賣菜的：「聽說這裏有人在煉法輪功，是在哪裏？」那個賣菜的手往台階上一指說，在那上面。她沿著台階上去，那時鄭文煌正在跟學員講話：「這個功法不只是要煉功，還要學法，修心性。」也正好是鄭文煌跟學員在講話，黃春梅就沒有遲到，可以來得及跟大家一起煉功。

一段時日以來，他們夫妻就對打坐深感興趣，也曾拜訪寺廟想學打坐，卻無緣入門。就這樣，黃春梅夫婦也加入了煉功的行列，每逢假日的清晨就一起上陽明山的煉功點煉功。

集體煉功時，大家都是依照煉功音樂裡李老師的口令而動，當時的三C產品並不發達，播放煉功音樂的收音機又大又重，一個禮拜就得更換電池。黃春梅夫婦倆眼看著鄭文煌提著笨重的收音機，還免費義務的教大家煉功，心裡過意不去，「我們就跟鄭文煌說，我們買了收音機了，以後我們來提吧！」

不久，黃春梅夫婦建議在天母公園建煉功點，鄭文煌察看了天母公園環境後，同意建點。就這樣，一九九五年年底，在天母公園成立了台北第二個煉功點。之後，鄭文煌就兩邊跑，有時在陽明山，有時在天母公園煉功。當有新人來學功，有時鄭文煌也會讓黃春梅去教。雖然當時台灣還沒有「輔導員」的概念，但是黃春梅也逐漸的負責起輔導新學員的工作，日後也成為天母煉功點的輔導員。

開辦「九天學法煉功班」

一九九五年年底，陽明山上小小的煉功點擠滿了三十多人，外加每日眾多來探詢學習的人潮，這些現象雖然讓鄭文煌夫婦十分高興，但是也讓他們意識到一個新的問題。因為法輪功是「性命雙修」功法，強調除了煉五套功法外，還必須「修心性」。而要如何才能修好自己，提高心性呢？那就必須學法。《轉法輪》即是指導學員如何修煉的最主要一本書。但是當時他們僅有一本《轉法輪》、一本《中國法輪功（修訂本）》以及一套李老師在濟南講法的錄音帶，學員們輪流傳閱的速度實在過於緩慢。眼看著新加入的學員無法深入了解、真正修煉，他們夫婦倆內心不免著急。於是他們寫信向大

右圖：一九九五年，台灣當時僅有一本《轉法輪》及一本《中國法輪功（修訂本）》。（黃春梅提供）

下圖：一九九六年初鄭文煌夫妻在天母家中成立「九天學法煉功班」。（何來琴提供）

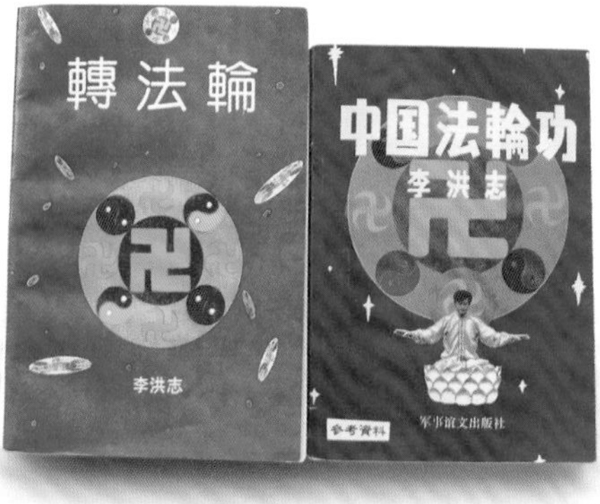

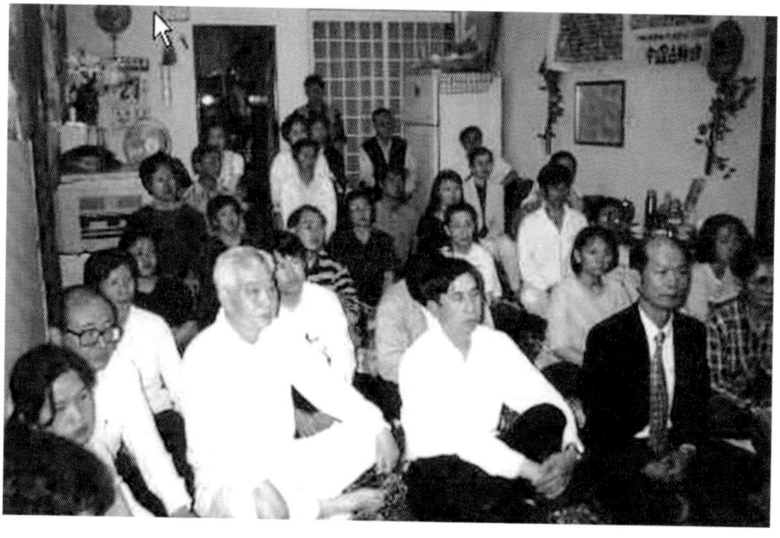

陸學員求助。

恰巧，原上海法輪大法輔導站站長聶淑文隨先生來高雄定居，在北京研究會的聯絡下，聶淑文帶來了李洪志老師的講法錄影帶，並協助鄭文煌夫婦在家中成立「九天學法煉功班」。

所謂「九天學法煉功班」，是開始學習法輪大法最完整的一種方式。在九天中，每天觀看一卷李洪志老師在大陸講法的錄影帶，九天共九卷，看完影帶後再由學員教授五套功法，每天課程約兩至三個小時。

一九九六年一月，儘管《轉法輪》一書當時在大陸各省奇缺，北京法輪大法研究會還是寄了一百本《轉法輪》到台灣。這樣一來，大家就不用在輪流借閱中枯等。

鄭文煌家裡的客廳成了九天班的地點，他們夫妻倆又十分體貼，任何時段、不管人數多寡都配合學功人的便利時間開班。鄭惠文回憶，「當時家裡好像是道場，人來人往，經常都是滿的，從客廳一直坐到飯廳、坐到房間門口。」

原本個性內向的何來琴，招呼著陌生的人，教功、講解，看在女兒鄭惠文眼中，極少接觸社會的母親，已從一個怯於面對大眾，脫胎成為一個有「自信」的人。鄭惠文認為母親的那份自信起源於「她在做一件對的事情，對人有益的事情。」鄭惠文解釋道：「那是一個『善念』，她覺得：『因為我自身受益了，我就要把這樣的東西傳遞給別人。』」

而父親鄭文煌呢？除了脾氣從暴躁轉為平和之外，更看淡了物質、名望與金錢利益。生意上要不回來的債務，就慨然將那些支票、本票全都撕掉。由於法輪功強調義務教功，即便是九天學法煉功班，一樣是免費的。曾有人學煉後，身體疾病全消，感恩之際，對方拿來了一疊的「酬謝金」，即便當時鄭文煌的經濟條件並不很好，他仍然遵照李老師的要求而堅持拒收。

眼看著嚴父變慈父，原本一年到頭幾乎都躺臥病榻的母親變得生龍活虎，家裡氣氛融洽，充滿了歡笑，鄭惠文與哥哥、弟弟也因此相繼修煉法輪功。

南傳桃園

當時就讀大學夜間部的鄭惠文經常把媽媽的故事告訴別人，幾乎是逢人就講，包包裡還放著她自己設計的法輪功簡介，許多高中同學、專科同學、大學同學以及老師，也因而相約到她家裡學煉、上九天法輪功學習班。

後來鄭惠文去了一家公司工讀，依然有機會就講媽媽的故事，同事、主管不少人也參加了九天班，其中包括一位患有嚴重坐骨神經疾病的同事劉皇影。

一九九六年，三十四歲的劉皇影，走到人生谷底。每日拖著疲憊的身軀下班，夜裡躺在床上，任何一個翻身、移動，就迎來徹骨的疼痛。那時的他，每走十步必須蹲下休息，才能再走。

在病徵初顯時，劉皇影上醫院檢查，照了X光與核磁共振，結果是坐骨神經痛，脊椎第五節的腰椎盤突出並旋轉。醫生建議開刀，但成功率僅百分之五十。面對失敗就可能終身癱瘓得坐輪椅的風險，讓劉皇影怯於手術之途。

之後，歷經兩年多「散家產」式的求醫經歷，劉皇影形容自己當時急病亂投醫，卻只帶給自己更多的失望。「我大哥說高雄有一個針灸多厲害，二話不說，機票買了就飛下去了。」找中醫、試過民俗療法，也在弟弟的介紹下向一位氣功師學功，「一套功法，每人需付一萬元，外加吃藥，而藥費每月要三萬元。」學了一年多卻收效甚微。

一九九六年一月二十三日，是劉皇影此生難忘的日子，那天是他的生日，也是他去上九天班的第一天。後來他一口氣連上了五次「九天班」，他說不是沒聽懂講法內容，而是倍感珍貴，「知道這個是好東西！」

在第三次上九天班的某一天，負責營建水電工程的劉皇影在工地接到一通電話，他急忙的跑去處理，當跑上樓梯的轉折時，他突然意識到：「唉唷，我怎麼會跑了！」學功大約兩三個月後，久治不癒的他已經大致康復了。

這樣的經歷也帶動了他的妻子、兄弟姊妹跟著一起煉功。

一九九六年三月，劉皇影舉家搬到桃園，並建立了桃園第一個煉功點，也開辦了「九天班」，桃園、新竹許多人都是從他這裡學煉了法輪功的。

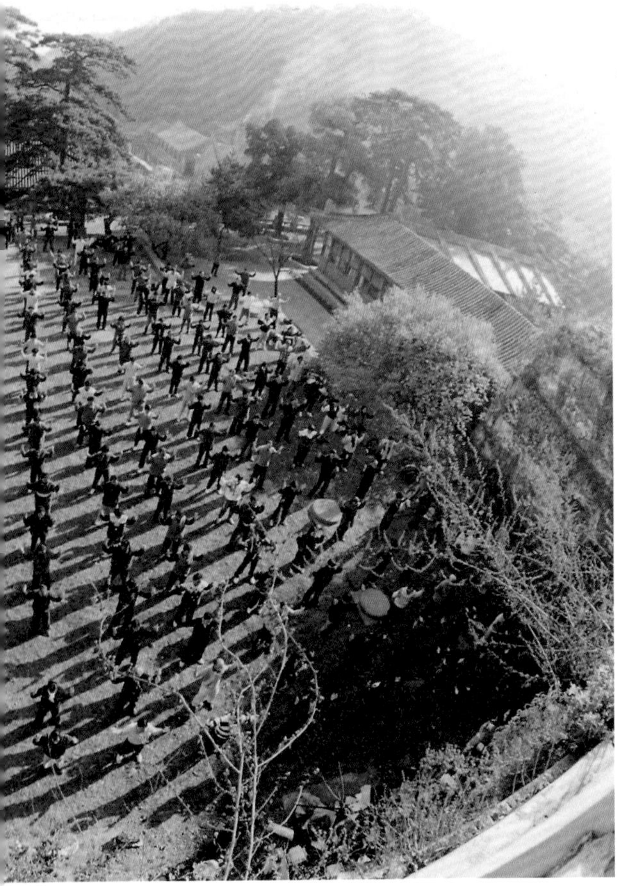

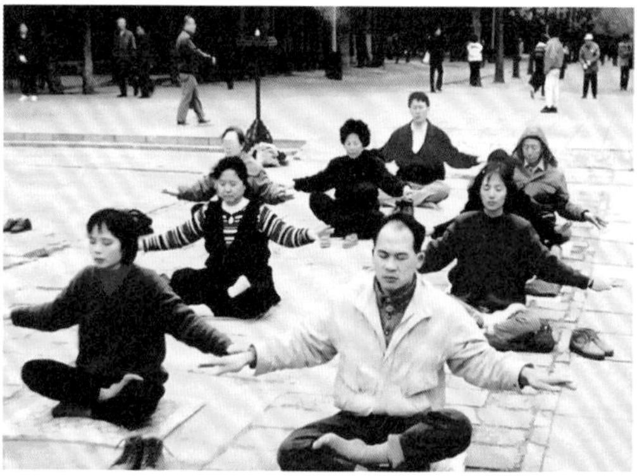

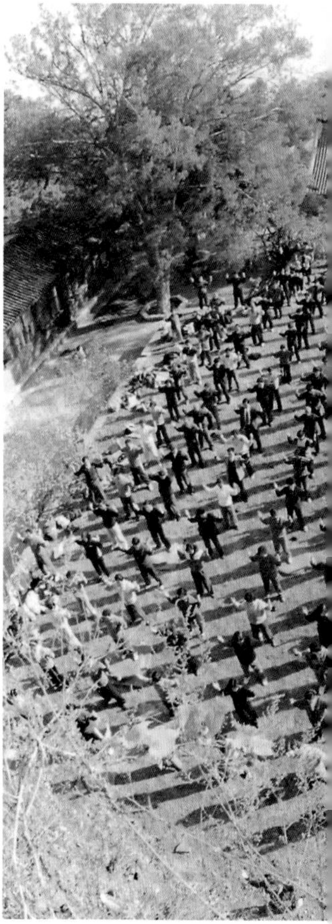

上圖：劉皇影（右一）修煉法輪功後，於一九九六年十月參加北京國際交流會到天壇公園與學員一起煉功。（劉皇影提供）

右圖：一九九六年十月十二日，參加北京國際交流會的各國法輪功學員在北京戒台寺晨煉。（明慧網）

受「九天班」啟悟的武林奇士

擺脫頑疾，獲得真法、真道，劉皇影開始向周遭人介紹法輪功。任職於台灣知名集團的他自不免大力的向公司同仁介紹。

這天是部門經理預定要參加「九天學法煉功班」的第一天，而集團處長洪吉弘也恰巧在此日前來視察。洪吉弘自小是虔誠的基督徒，是基督教會長老，一開始他以為這是佛教的課程，經劉皇影說明才知這是一種性命雙修的上乘氣功，而且是免費的，這讓喜愛練武的洪吉弘有了學煉的興致，於是當天也一起參與了九天班。

洪吉弘從小就對武術非常有興趣，高中一年級開始習武，少林拳、呂步拳、白鶴拳及各種內外家功夫，無不涉獵。對學武具有夙慧的他，每到武術館看到新的武學套路，就能舉一反三，並用對方的套路破對方的拳法。退伍回鄉後，洪吉弘開始練習靜坐及太極拳等各種內家功夫，他還曾擔任中華民國楊家太極拳協會副祕書長。「我就喜歡學功夫，只要有功夫就想學，所以總是覺得意猶未盡。」

二十年的太極拳生涯，洪吉弘已達「意到勁到」的境界，武俠小說中所說的「任督二脈」也在一次集體練拳中忽然通了。打通時，全身輕飄飄的，汗毛孔全開，無一處不流汗，體內能量達到前所未有的流暢。

有一年台灣舉辦散打搏擊國際擂台賽，洪吉弘應邀參加賽後的慶功宴。宴會中，賽事總教頭介紹他時，把他的太極拳功夫形容得很厲害。結果，當下來自世界各國參賽的十幾位高手都圍過來切磋，此時有兩位韓國跆拳高手問及動態攻擊的化解原理，洪吉弘請他們儘管使勁出拳，在拳頭觸及洪吉弘前胸之前，只見洪吉弘身體微微一震，而出拳的兩人卻「唰」一聲飛出了兩米多外，同時跌坐在地上。

雖然洪吉弘武術境界高深，但他卻心知太極拳自張三豐以降，拳法曾經被大幅改動過，而且真正精華所在的「心法」並沒有流傳下來，心裡甚是遺憾。

「結果去上九天班，發現一輩子所追求的東西全部都在這裡，我練過那麼多功法，我馬上領悟，我覺得李老師洩盡天機啦！」

一九九六年四月二十四日，洪吉弘上了第一天的九天班，內心興奮莫名，他從此牢記這個日子，他說這天是他人生的轉捩點。「李老師講的法，就是我一輩子所追求、所要的東西。因為他的內涵很深。」他發現《轉法輪》書中把他以前想知道的武學「心法」完全展現出來。

此外，在他學習第二套功法「法輪樁法」時，當雙手緩緩抬起至頭前，他有一種前所未有的體驗：「我的每個手指頭都鼓起來像個大氣包，能量非常強，我意識到當時只要往牆壁一打，可能牆壁就一個窟窿，哇！這個功怎麼這麼強啊？太厲害了，這個功太厲害了！」

但，何止是氣，洪吉弘體認到法輪功利用宇宙的能量演煉，能量場來得又強又快。完全超越氣的層次，是真正在高層次上「煉功」

了。煉法輪功兩個月後，洪吉弘就體會到「通大周天」後的超常現象，這與過去要花很多年才能打通「任督二脈」、「奇經八脈」相比，洪吉弘明白：法輪功帶給他的，已遠遠超出他畢生想追求的境界。

洪吉弘當時任職於台灣五大家族之一的知名集團，某門派掌門人常幫此家族解決疑難雜症，而這位已開悟的高人卻與洪吉弘一見如故。洪吉弘曾經認為自己再努力修行四十年也趕不上這位掌門人，但修煉法輪功八個月後，該掌門人卻意外地告訴他：「你現在的功力已經比我高了。」這讓洪吉弘震撼不已。

當時工作量繁重的洪吉弘，想盡了辦法才能讓自己不缺席「九天學法煉功班」的課程，但卻因此缺席了妻子的五十大壽，「那是『大生日』啊，不回去行嗎？但是我想，我會把全世界最好的東西帶回家，過生日以後還有機會！」

然而，一向以他為主的家人，對於他修煉法輪功，卻是遲疑以對。

「因為我們全家都是基督徒，我兒子從小就是主日學的學生、大學團契裡面就是基督團契的主席，都是很虔誠的基督徒。」過去每個星期都上教堂的洪吉弘，變得熱衷於煉功，妻兒並不能理解他的這種變化。

不過，洪吉弘對自己的變化不覺得有什麼不妥，他認為基督教與法輪功沒有衝突，「我如果是上帝的子民，祂會因為我煉了法輪功，讓我身心更加純淨，更有資格回天國。」

自小信奉基督教，洪吉弘的社會人脈皆在其中，並擁有頗高的地位，當時他的確承受著教友們的質疑與人情壓力。

然而漸漸地，洪吉弘的妻子發現他的脾氣似乎改變了。而洪吉弘也默默地給了妻子一本《法輪功》及《轉法輪》，並不再多做解釋。好奇的她想知道是什麼力量讓丈夫改變了？於是她一方面看書，一方面觀察，「結果發現他在短短的時間內，徹底地把長久以來的火爆脾氣改掉了，不再處處嘮叨、專挑我的毛病。」

觀察他一年後，妻子、妹妹、兩個兒子也都走進了法輪功的修煉行列。

洪吉弘開懷的說，在外界眼中，他是公認的好人，有一個模範基督徒家庭。但外界所不知的是，「我在家裡打小孩打得很凶，只要不乖，我就打。而且我又學過功夫，一打的話就很重，所以每一次打完，我的心就痛。」打完小孩，懊悔的在耶穌面前懺悔，發誓不再犯，「剛發完誓，看到不乖，又打。」

但他的兒子發現，煉了法輪功以後，父親不再打人了。

「這就是法輪功有內涵力量的地方，因為基督教已經那麼好，我竟然克制不住，發誓不打，還是打。但是，學了法輪功之後，心性自然的提升，那是裝不出來的啊！」

此外，洪吉弘也感受到身體淨化的過程。雖然練功多年，但洪吉弘每年總會因發高燒住院一次，毫無例外。神奇的是，煉法輪功後這高燒就不再如約而至了。

而過去練某派氣功時，為了驗證成果，洪吉弘曾拿一根約一點五公分粗的鋼筋往頭上用力一砸，一瞬間鋼筋就彎了，而洪吉弘的頭頂雖然沒破皮也沒瘀血，但從此頭頂中心裡有一個軟軟小水球般的瘀積。

直到煉法輪功後，有一天頭頂那塊軟軟的地方神奇的裂開了一個洞，裡面的水慢慢的流出來，然後裂縫又自動閉合。這讓他更真實地體驗到《轉法輪》所說，煉法輪功身體會自動淨化。

這名現代俠客從此折服於法輪功，安頓身心於此，不再獵奇尋覓。

一九九七年四月，由於鄭文煌逐漸搬遷到宜蘭居住，洪吉弘就在台北自家開辦起九天學法煉功班。一九九七年十一月李洪志先生來台期間，他更擔任司機載著李老師繞行台灣一圈。台灣法輪大法學會成立之後，他曾擔任學會祕書長很長一段時間。

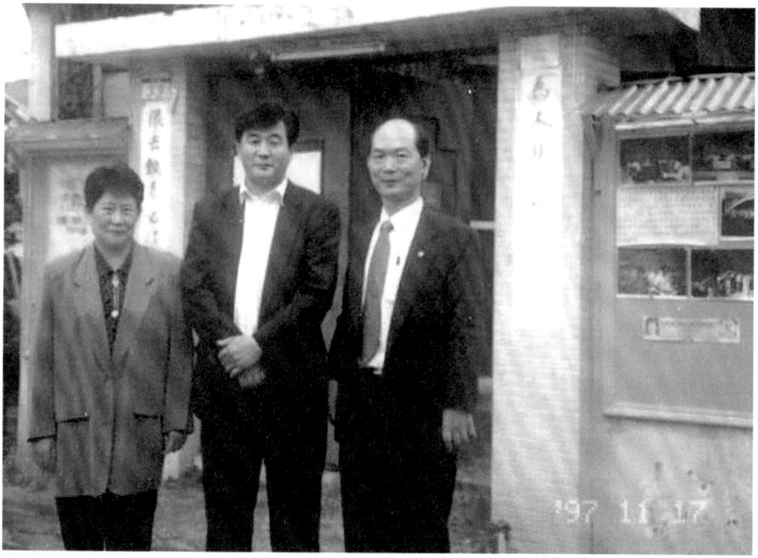

李洪志老師於一九九七年十一月在台北學法點門口與學員聶淑文、洪吉弘合影。（洪吉弘提供）

在網路上遇見修煉的青年：

在一般人印象中，公園裡練功的大多是上了年紀的人，目的是健身。而祛病健身的奇效也的確是法輪功迅速在中國蔚為風潮的因素之一。不過，法輪功實為修煉，不僅止於鍛鍊身體，因此不少身強體健的年輕人，一旦認識了法輪功修煉的內涵，即使沒有祛病強身的需求，他們也紛紛走進了煉功人的行列。廖曉嵐與杜世雄就是其中的例子。

一九九六年，廖曉嵐，二十六歲，家住台北，畢業於美國史丹福大學電腦科學研究所。他身材高挑、清瘦，高度近視眼鏡後藏著一對笑起來瞇瞇的眼睛。

杜世雄，二十七歲，雲林人，畢業於中央大學電機研究所。他個子較小，娃娃臉上戴副眼鏡，看起來比實際年齡還小。

互不相識的這兩人，卻不約而同的聯絡了鄭文煌，兩人上了同一期的「九天班」，此後都走上了修煉之路。起因都因為他們在「BBS」上讀到了一本書：《轉法輪》。

BBS（電子布告欄系統）流行於那個年代的年輕族群中，廖曉嵐清晰地記得是三月十五日那天，他一如往常的在電腦上瀏覽著，然後發現不知何人貼在BBS上的整本《轉法輪》。從天黑讀到天亮，廖曉嵐一口氣看完，心中強烈地浮現四個字——「大法至正」。廖曉嵐說：「這本書解開我所有的疑惑，開啟我對宇宙、人生全新的認識。」

徹夜讀完《轉法輪》後，廖曉嵐清晨五點騎車前往天母公園，學煉了五套功法，「我感覺整個人煥然一新，連空氣中每個粒子都是新的。」

「人為何存在？從哪裡來？往何處去？修煉的實質是什麼？如何修行？修成了去哪裡？宇宙的真相，生老病死，各種問題，我都找到了明確答案，不再像過去那樣，霧裡看花。」

有這麼深的感觸，是因為他曾經非常努力的探索過。

受幸運之神眷顧的廖曉嵐，一生優異順遂，國中擔任圍棋社社長，高中擔任電腦社社長；參加象棋、橋藝、數學競試等各種比賽。大學參加合唱團、話劇社、吉他社，還選修中文系的課，參與各種演出、藝文活動，努力涉獵文學、音樂、戲劇。大量參與眾多智性與感性的活動，都不妨礙他輕鬆的以高分錄取台南一中、台大電機系、史丹福大學。

外在一切雖然順遂，殊不知廖曉嵐內心深處卻總覺得自己被無以名之的迷霧籠罩著。國中就讀天主教學校，閱讀天主教刊物，接受天主教教義，相信耶穌會復活；經常參加學校的禮拜、彌撒，感受到宗教聖潔的氣氛，但一切仍撥不散那團籠罩他的迷霧。

他認為有一種答案等待他去尋找。

大學到留學期間，除了研讀佛教典籍，他也接觸了各種各樣修行的法門，禪宗的、儒家的、道家的、印度的、西方的、民間的，古今中外，上下求索。那時從美國學成歸國卻「一無所獲」的他，感到自己只能在這俗世洪流中，載浮載沉。

與受幸運之神眷顧的廖曉嵐相反，杜世雄則是個倒楣透頂了的人。

從小體質虛弱，天天吃藥已習以為常，以致甫上小學的杜世雄曾好奇地問同學：「你們怎麼都沒在吃藥啊？」也曾經在某個夜半睡醒時，聽見父母討論著：「不知道這個兒子可以活到幾歲！」

大病、小病不斷的他，國中時忽然罹患蕁麻疹，全班就他一人患病，「我就覺得奇怪，怎麼老是我。」大學踢足球時，又被球砸到左眼，導致視網膜剝離，「我也覺得，我怎麼這麼倒楣！」

身體不佳，運氣也不好。高中聯考時，成績優異的他考上第二志願：台南二中。而成績劣於他的同學，卻都上了第一志願，不是台南一中，就是台南女中；考研究所時，成績不如他的、沒有準備的、忙著交女友的，都順利錄取了清大或交大研究所，而公認成績最好的他卻「名落孫山外」。

自中央大學研究所畢業後，杜世雄為高考考試認真準備了一年，然而，當開始報名時，卻發現那年沒有職缺，「那個職位，從來不曾沒有名額，剛好我去考，就沒名額！」

「要什麼，沒什麼啊！我的運氣都很不好。」因此，對於眼前他已擁有的一切也不安了起來，「我努力去得到的東西，也許哪一天就沒了。」對他來說，生命就是「無常」。

而當杜世雄讀完《轉法輪》後，像是一扇大門被開啟了，光明照射了進來，趕走了他積累多年的無奈與不平，「我從小到大的疑惑解開了：為什麼身體不好？我想要的，卻怎麼努力也得不到？我知道了！沒有『德』就得不到啊。你命中沒有的，再努力也不是你的。」

修煉法輪功一年後，杜世雄帶著健康的身體與豁達的心靈回到南部，在高雄橋頭的高苑工商教書，並在岡山的陽明公園建立煉功點，成為當地的輔導員。

法輪功在台灣弘傳的初期缺書、缺資料，而越來越多人加入煉

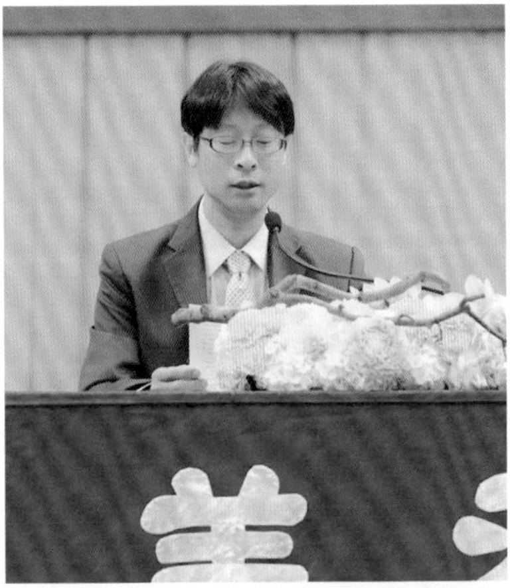

右圖：二〇一六年廖曉嵐在台灣法會上分享心得。

下圖：一九九六年底，杜世雄（左一）與台灣學員到北京和當地同修學法交流。（杜世雄提供）

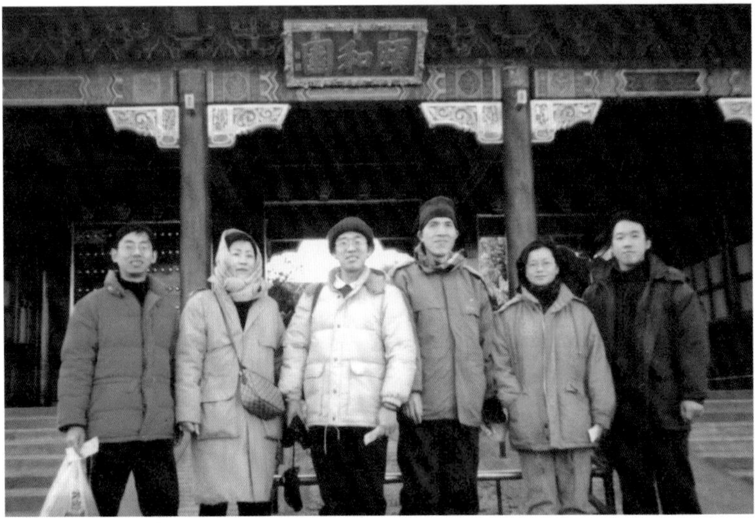

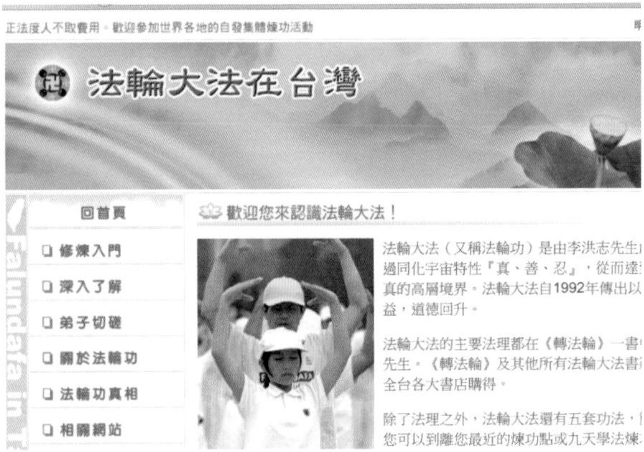
正法度人不取費用。歡迎參加世界各地的自發集體煉功活動
法輪大法在台灣
回首頁
修煉入門
深入了解
弟子切磋
關於法輪功
法輪功真相
相關網站
歡迎您來認識法輪大法！
法輪大法（又稱法輪功）是由李洪志先生
過同化宇宙特性『真、善、忍』，從而達
真的高層境界。法輪大法自1992年傳出以
益，道德回升。
法輪大法的主要法理都在《轉法輪》一書
先生。《轉法輪》及其他所有法輪大法書
全台各大書店購得。
除了法理之外，法輪大法還有五套功法，
您可以到離您最近的煉功點或九天學法煉

一九九七年七月架設「法輪大法在台灣」網站至今已邁過二十年，人們可以在網路上找到指導修煉的法輪大法。

功之後，又免不了一些行政聯繫工作，有了廖曉嵐與杜世雄這樣年輕又懂電腦的學員參與進來，讓許多事情得以推展。

因為缺書的問題嚴重，一九九六年經北京同意，台灣得以自行印刷《法輪功修訂本》，一九九七年印刷了《轉法輪》，當時廖曉嵐就負責以電腦把《法輪功修訂本》與《轉法輪》一字一字打字下來。出書後，台灣學員因此能有更好的學法機會。

一九九六年廖曉嵐也開始負責九天學法煉功班，並到國父紀念館建立煉功點，日後他也成為台北輔導站的輔導員、站長。一九九六年底，台灣學員第一次赴北京學法交流，也由廖曉嵐負責與北京學員聯繫、安排各項事宜。

一九九七年七月，廖曉嵐還利用工作所學架設了「法輪大法在台灣」網站，介紹初學者如何學煉功法，以及台灣各地義務教功的煉功點與九天班的訊息，還可以免費下載所有法輪大法書籍、廣州講法，以及教功影片與煉功音樂。讓更多有緣人能和他一樣在網路上找到修煉之路。

一顆飄洋過海的種子

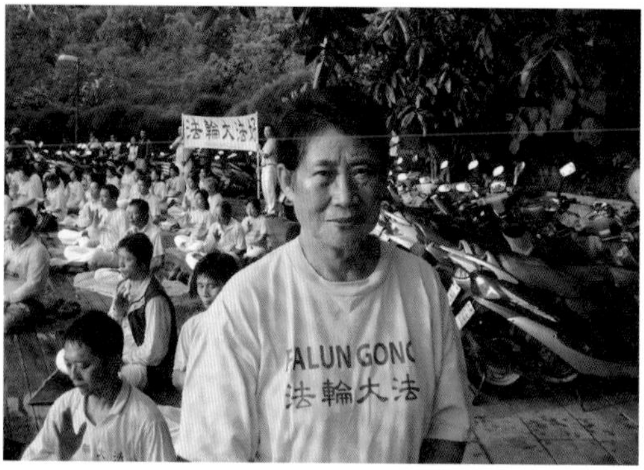

原上海知名醫院的兒科心臟科副主任聶淑文隨著丈夫定居台灣高雄後，為了法輪功的弘傳而南北奔波。

一九九三年是聶淑文人生最大的轉捩點。那年春天，年過甲子的她與來自台灣的先生結婚；年底，參加了一場氣功博覽會後，又成為了法輪功學員——新婚姻、新家庭以及嶄新而陌生的修煉路。全新的人生道路於焉展開。

隔年春末，她就擔任法輪功上海市輔導站站長，一九九五年底又隨丈夫定居台灣高雄。來到台灣，她創建了南台灣第一個法輪功煉功點，並輔助成立其他煉功點；同時，她也北上台北，把大陸開辦「九天學法煉功班」的弘傳方式與經驗帶給台灣學員；此外，由於她的積極鼓勵，台灣學員在一九九六、一九九七年有了三次大陸修煉交流之旅，這對「修煉」認識尚淺、更不知如何輔導別人修煉的台灣學員，產生了極大的促進作用。多年之後回顧這個歷程，冥冥中一切似有天意。

見證李大師治癒癱瘓老婦

身為上海知名醫院的兒科心臟科副主任，聶淑文卻對自己滿身的病痛無能為力。支氣管擴張（因小時候得過百日咳）外，還經常發高燒吐血，另外，十二指腸潰瘍、慢性膽囊炎、慢性結腸炎、慢性胰腺炎，還血尿纏身二十年，她說：「我的五臟六腑都壞了。」

一天，已經修煉法輪功的姊姊勸她也來學煉，姊姊告訴她在一九九二年東方健康博覽會上自己親眼所見法輪功創始人李洪志先生為人治病的故事：「一個是婦科的晚期癌症病人，那人肚子積滿了腹水，躺在擔架上，肚子腫得老高，李老師在她的肚子上畫了畫，然後眼看著那肚子就消下去了，膿水也流了下來。」

另一名則是車禍導致脊椎癱瘓的年輕女性，經過多次中、西醫治療無效，已萌生自殺念頭，直到聽說李老師功力高能救人，她便抱著碰碰運氣、姑且一試的心態來了。姊姊說：「她的丈夫用輪椅推她到博覽會上，抬下她來。李老師在她身上『啪、啪』的打了幾下後，她就會走了。」

姊姊講得生動，聶淑文卻一點都無法相信。從醫生的角度上來看，她那脊椎已斷了，馬上就會走了？「我不相信，我覺得耳聽不如眼見，這可能嗎？」但姊姊信誓旦旦地說：真是這樣子啊！

為了健身已經打了二十年太極拳的聶淑文，身上的病痛卻無一消逝，血尿不曾斷過，「當時我根本不相信氣功。」但為了賣姊姊的面子，聶淑文跟著姊姊參加了一九九三年十二月十五日在北京國際展覽中心舉辦的「九三年東方健康博覽會」。

當天下午，聶淑文首次見到了姊姊口中的氣功大師，「李老師看起來年輕，皮膚像嬰兒的一樣。」

接下來的經歷，讓她永生難忘。

那天下午，電子工業部某位幹部帶著七十多歲的老母親來了，老媽媽已經癱瘓了十七、八年，肌肉都萎縮了。聶淑文心想都癱了這麼多年，年歲又這麼大的人，能治好嗎？「做為醫生來講，我不相信，我要看清楚李老師是怎麼治的。我就衝到前面去看。」

只見這位幹部將老媽媽從輪椅抬到方凳上，後來聶淑文看到李老師有三個動作，第一個動作是在她的背後從上往下拍，「啪、啪」的拍下來，接著李老師手掌微弓，空心的雙掌在她背後由上往下劃，之後李老師兩手架著老太太的胳膊抬了幾下。

這時李老師說：「老大娘妳站起來吧！」但癱瘓了十七、八年的老媽媽哪敢站起來。李老師鼓勵說：「沒關係，妳大膽的站起來。」老太太用力一試，果真顫顫巍巍地站了起來。沒想到李老師接著還說：「妳走吧！」這時在場的人全都屏氣凝神的望著老大娘。有點不能置信的老大娘鼓起勇氣試著邁出步伐，沒想到她晃晃悠悠的竟真的走了起來。她的七八個兒女看到此景，一下全部跪倒在李老師面前，李老師連忙叫他們快點起身，說：「老奶奶癱瘓這麼多年了，肌肉都萎縮了，回去叫老奶奶多練練。」

這時老奶奶仍繼續往前走著，走了大約五十公尺，當她走回來時步履已非常穩健了，走到李老師面前，她唿一下就跪下了，老淚橫流，趴在老師的腳上哭啊！只見李老師將她扶起，囑咐她的兒女多叫她走一走。

聶淑文簡直不相信自己的眼睛，只有三個動作，讓能讓一名癱瘓十多年的人站起來了！「我覺得李老師他是超人，法輪功是超常的功法，我要煉法輪功。我要跟著李老師走。」

自身頑疾不翼而飛

聶淑文回憶說，因一九九二年的氣功博覽會上，很多人見證了李洪志先生治療疑難雜症的神奇功力，所以在一九九三年的氣功博覽會，非常多人慕名而來。

當天李老師還舉辦了氣功師報告會，報告會的會場是一個可容納數百人的大教室，「全國有名的氣功師都來了。」坐在倒數第二排的聶淑文聽著李老師為大家講法，期間，李老師叫大家都站起來，說：「我給你們排一次病，你們就想一個病。」當時聶淑文正罹患十二指腸潰瘍，於是心裡想著自己的腸胃疾病。

只見李老師在講台上往底下場上一揮手，像把東西抓在手裡後，接著到講台旁邊搓搓手。

當李老師一揮手時，聶淑文感到一股強大的力量，推向自己。過後她問李老師，「您是不是將靈體抓到手裡把他搓死了，李老師說：『那不是變成殺生了？我是幫他們送到另外一個空間。』」

過後，聶淑文甚是後悔，怎麼當時忘了折磨自己二十多年的血尿呢？「我要請李老師幫我去血尿！」後來，聶淑文果真又如願的進了第二場報告會。

原來，由於第一天很多人沒買到報告會門票，無法入場，又聽說李大師幫忙排病的事蹟，於是向氣功研究會反映希望加辦報告會。

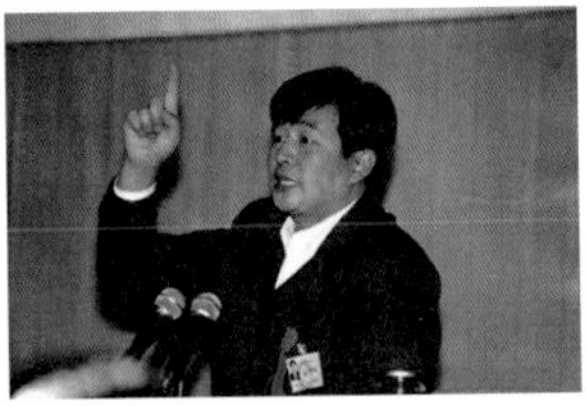

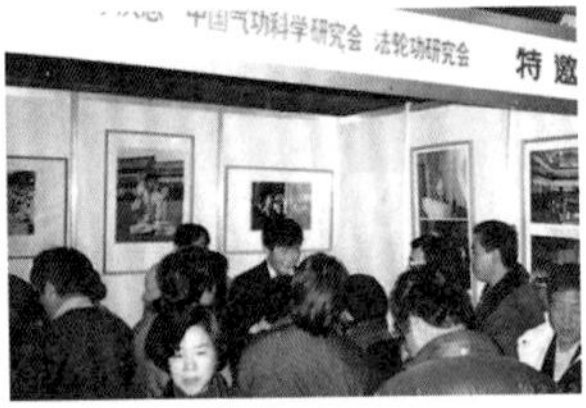

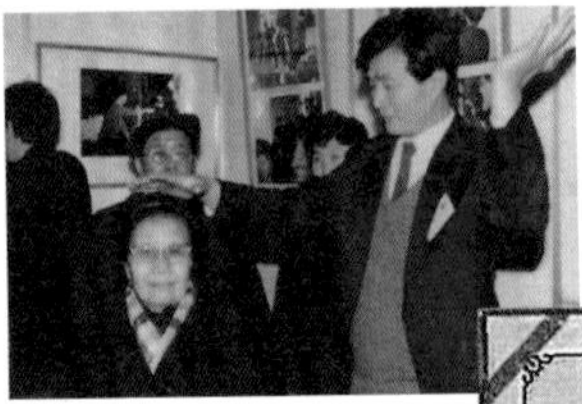

圖上至下：

一九九三年，李洪志先生在北京九三年東方健康博覽會作氣功學術報告。

北京九三年東方健康博覽會展位上人潮不斷。

在氣功博覽會上為人調治，當場治癒。

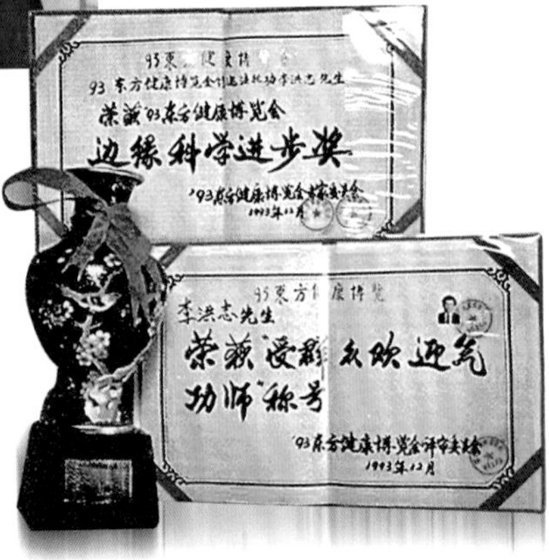

李洪志老師獲博覽會最高獎「邊緣科學進步獎」及「受群眾歡迎氣功師」。

因此十二月十七日加開了一班，十二月二十日閉幕式又加了一次，這屆博覽會共辦了三次報告會。

會後李洪志老師獲博覽會頒發最高獎項「邊緣科學進步獎」以及大會「特別金獎」，並獲「受群眾歡迎氣功師」稱號。同年，李老師也獲得中國公安部及其所屬的中華見義勇為基金會的表彰。

博覽會後，折磨聶淑文的頑疾全部不翼而飛。不過，剛開始她對此卻是懵然不知。

三個月後，例行的定期身體檢查報告出爐，聶淑文的數據顯示正常。望著多年積累的厚厚一疊的小便化驗報告，這是從來沒有過的現象，因此她懷疑檢驗有誤。

拿著報告找到保健科的同事，「是不是搞錯了，把小病人的樣本當成我的了！我的小便從來沒有陰性過，怎麼現在沒有血了？」聶淑文當場重新進行一次檢驗。

這次她親自盯著顯微鏡，「真的一個紅血球都沒有」，難以置信的她三天後又化驗了一次。

「我那時還是沒有意識到病已被李老師排走了。」

聶淑文看著第三次化驗依然正常的結果，「這時我才想到，啊，我是排隊特地要李老師幫我排血尿的，我真的沒有血尿了！」

從小接受無神論，又從事醫師的工作，眼前這些超常的經驗，顛覆了聶淑文既有的觀念與思維，她難掩激動，心中打定主意跟著李老師修煉。接下來，她連續參加了多場李洪志先生的氣功學習班：一九九四年一月天津學習班及三月的天津二期班、六月濟南班、大連班及一九九四年十二月在廣州體育館舉辦的廣州五期的最後一個班。

一九九四年三、四月份，聶淑文接到北京研究會的電話，要她擔任上海市輔導站站長，當時剛修煉不久的她極為震驚，雖然這是個義務無償的服務工作，但她心想自己修煉時間太短，認為自己難以負起「輔導」這個工作。而聶淑文又記得李老師說過修煉人要「順其自然」，擔任站長的要求雖然突然，但可能並不「偶然」。幾經掙扎後，她接受了這項工作，承擔起這個責任。

隔年，當她隨著丈夫定居台灣高雄後，為了法輪功的弘傳而南北奔波，不能在台行醫的她，甚至為人幫傭以籌措往來的旅費。絲毫不以為苦的聶淑文相信，從她修煉之後，一切都是有序的安排，回想這為期一年的上海輔導站站長的歷練，她覺得自己就像一顆飄揚過海的種子，是李老師為台灣的修煉環境所做的準備。

高雄都城多點開花

醫學院教授找到了答案

當聶淑文隨著先生在一九九五年底來到高雄，她在新環境開展新生活的第一個計畫就是聯繫一位陌生人：高雄醫學院解剖科副教授劉紹東。這是來台前，聶淑文從北京研究會取得的聯繫資料。

作為醫學院老師，劉紹東自小卻對史前文明非常感興趣，閱讀了很多相關書籍的他，得知許多不可思議的、現在科學無法解釋的現象。而他的母親又是個氣功迷，只要她發現一門「好功法」，一定要他跟著學，所以劉紹東也先後接觸了不少氣功。

大約半年前，居住在美國的母親寄來了一份李洪志先生在山東濟南的講法錄音帶，這是她新推薦的好功法。

取得美國德州理工大學醫學院細胞生物及解剖學系博士學位的劉紹東，過去雖然順從著母親的推介而練過多種氣功，卻總有點「茫茫然」：「氣功有什麼理論基礎？為什麼要這樣子練？背後的來龍去脈是什麼？這些從來都沒有人跟我們講過。」

他一個個的疑問，在母親新寄來的錄音帶裡得到了絕無僅有的回答，講法中不僅講解了史前文明，還揭示了氣功修煉背後諸多隱而不宣的道理。不僅如此，李老師還談及更多他未曾思考、未曾觸及的領域。另一方面，劉紹東接觸過一些宗教團體，但他看到一些宗教人士索求供養，要求膜拜，但走出修行場所，真實的行為卻與一般人無甚差異，令他相當灰心。然而，李老師不要弟子供養，也不要膜拜，「李老師他只要我們一顆符合真善忍的心，一顆求道的心，他就只要求這個。這讓我真的很感動，我覺得大法一定是一個正法。」

當時台灣學了功的人都各自在家煉功，彼此互不相識。聶淑文聯繫劉紹東，是希望能仿照大陸的方式在台灣建立「煉功點」。

「聶大姊說要推廣法輪功，我說好，一起來促成！」

之前劉紹東只按書裡講述的動作要領「模仿」了五套功法的動作，聶淑文糾正了他的煉功動作後，很快的，劉紹東就在三民公園建立了高雄第一個煉功點。之後，劉紹東與聶淑文又到處去尋找合適的地方建立煉功點。

相繼入道的兩姊妹

有一天清晨，聶淑文正在左營運動公園煉功，突然聽到有人說：「妳們是煉法輪功啊？」

「是啊，妳怎麼知道呢？」

「我知道啊！我妹妹教我的。」

聶淑文一聽，心想，原來這裡已經有其他人修煉法輪功了。「妳帶我去找妳妹妹！」十足行動派的聶淑文對那位女士這樣說。

這位女士就是王利予。那時年過半百的她，剛從妹妹王滿如那裡學會法輪功不久。

出生軍人家庭，上有一兄一姐，下有一弟一妹，排行老三的王利予從小性情活潑，妹妹王滿如形容她：很愛表演、愛表現。然而，活潑愛表現的她卻是家中從小沒新衣穿，還得硬穿小一號舊鞋的孩子。

後來王利予就讀軍校，擔任軍中教官，受政戰訓練後，更加能言善道。「演講比賽、辯論比賽，什麼比賽都是第一的，第二我都不要。」

家裡因嗜賭的父親而經濟拮据，工作後，王利予將薪水如數交給爸爸，自己則窮得「響叮噹」。而她在軍中遇到了初戀情人，一名相貌堂堂的軍官，兩人情投意合，愛情長跑六年，論及婚嫁時，卻遭到父親反對：「這男的是窮小子。」

父親為了多一份收入，阻止她嫁人。王利予也目睹已婚的姊姊，因為需要幫父親償還賭債，而造成夫妻不睦，因此她暗下決定：「今生不婚了！」

情場失意之外，活潑能幹、表現優異的王利予在軍伍生涯卻也不順遂，看來十拿九穩的升遷機會，卻始終落不到她頭上，最後甚至以她的同學「空降」成她的長官作結。退役後的王利予身無分文，為了生計去擺攤賣牛肉麵，但缺乏資金周轉，最後也不了了之。

四十五歲那年父親去世了，踽踽獨行於人生路途上的王利予累了，「不婚」的她為了構築餘生的避風港，卻嫁給了父親當年的同事，一個自己叫「叔叔」的男人。這個決定卻替她帶來更大的風暴：丈夫已成年的三名子女，擔心繼母獨占家產，時常回家與他們夫妻倆爭吵，家庭因此不得安寧。她在沒有間斷的爭吵中，風風雨雨的挨過了幾年，婚姻瀕臨崩潰。

一九九五年十月，妹妹王滿如跟公公學了法輪功。王滿如敘述道：公公的姪子，在大陸參加過李老師三次氣功學習班，「他覺得非常的好，就教我公公，我公公又教我。」

以往王滿如患有富貴手，一到冬天容易龜裂流血，加上擔任會計工作，經常被紙張割傷，「真是疼得痛徹心扉。」但煉了三個月，中西醫無法治癒的富貴手痊癒了，且不再復發。王滿如欣喜不已，就將功法介紹給姊姊王利予。

翻開妹妹送來的簡體版《轉法輪》，王利予讀著讀著，總是怨嘆一生命運困厄的她，豁然釋懷了，「我從年輕開始，就要什麼沒什麼，反正諸事不順，我都不想活了。」坦言自己對人生已絕望到想了結自己，「我人前人後都跟人家講，法輪功救了我，如果我沒有學法輪功，我早就不在人間了。我的個性這麼要強，讀了《轉法輪》才真正體會，命中沒有嘛，你再能幹有什麼用？」

明白此理後，當孩子們回家再吵鬧時，她不再生氣，反倒莫名升起憐憫之心。對人生際遇不再忿忿不平、不再埋怨，豁然開朗的她，也因煉功而變得無病一身輕。

一回，子女們又為家產吵得厲害，已年邁的丈夫既懊惱又傷心，事後突然跪在王利予面前，淚流滿面，直呼對不起她。王利予毫無芥蒂地扶起丈夫，誠摯地說：「李老師說修煉人沒有敵人，我不會在意。」丈夫因此對李老師佩服得五體投地，也開始煉功。幾年後，高齡的丈夫在安詳中離世。

積極建立煉功點、開辦學習班

當王利予姊妹倆人認識聶淑文後，她們也加入了建煉功點等弘法行動。一開始，王利予積極地在楠梓、左營區建煉功點。劉紹東回憶，當時大家都很主動尋找適合的公園或場地，「有時候就兩個人去，一個人提收音機，一個人拿橫幅。」

那時每建一個新煉功點，往往很快的，就吸引一些人來學煉，

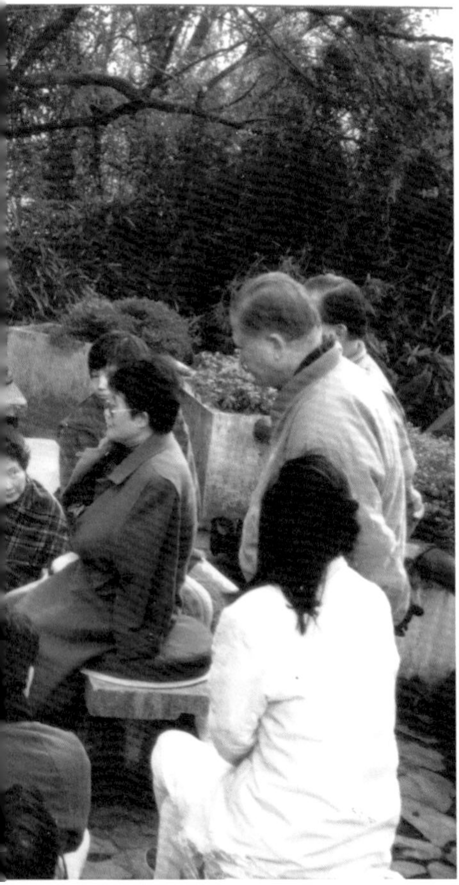

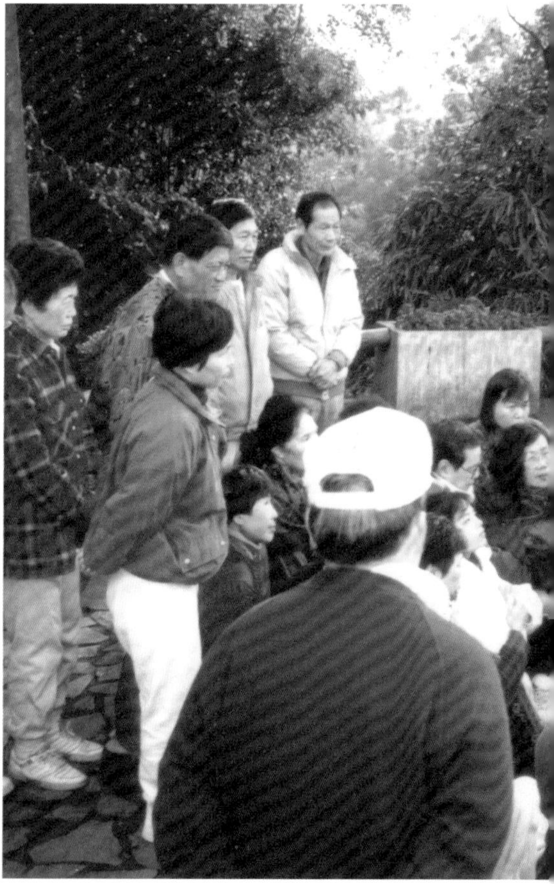

一九九六年聶淑文特地從高雄到台北陽明山煉功點與學員一起交流。(黃春梅提供)

所以他們經常忙著教導新人煉功動作，等新來的人學煉穩定後，他們又離開，再去建新的點。而新加入的學員，也可能就近在自家附近建立新煉功點。高雄的煉功點就這樣一個點、一個點的擴散開來。

除了建立煉功點，深知「九天學法煉功班」對新學員的重要性，不久，聶淑文與大夥努力在市區劉紹東所任職的高雄醫學院裡舉辦了一次九天班。後來，也在聶淑文住家所在「合群新村」的活動中心開辦了九天班。

劉紹東回憶說，當時學員並不多，為了順利開辦九天班，都是王利予與妹妹王滿如帶著三名年幼的子女趕來支援。而剛到台灣的聶淑文也沒有汽、機車駕照，為了前往高雄醫學院，住左營的她每天騎單車至車站，再搭公車去轉乘火車到高雄市區，再由劉紹東前去接送。

同時間，聶淑文因北京研究會而連繫上台北的鄭文煌夫妻，為了到台北與學員交流，並協助開辦九天學法煉功班，她以替住家附近的老榮民打掃衛生、洗衣做飯來賺取交通費。聶淑文從頗具社會地位、受人敬重的小兒心臟科主任，一下子成為台灣人眼中的「大陸妹」（大陸新娘）。面對這樣身分地位的變化，聶淑文曾笑著說：「我到台灣來做這樣的工作，如果被上海的醫生知道了，他們會認為，妳聶淑文啊，怎麼會這樣！」

然而，聶淑文不僅甘之如飴，更認為這是修煉的好機會。劉紹東說：「看到很多人這種無私的付出，我更堅信這是一個正法。」

後來透過王利予在台南的軍中學妹牽引，他們在台南也開辦了九天學法煉功班。

一位「氣功師」來學煉

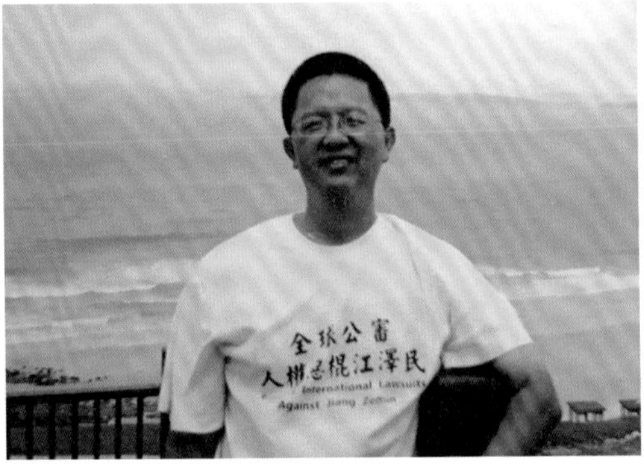

余智榮身穿「全球公審人權惡棍江澤民」T 恤在西子灣參加訴江活動。（余智榮提供）

在大家努力建煉功點、辦九天學法煉功班一段時間後，高雄的煉功人數也逐漸的多了起來。一九九七年年中，遊走於氣功界十三年的余智榮，在鼓山區的前鋒公園也找到了法輪功。

此前不久，余智榮在一本健康雜誌上看到一張照片，圖片上一群人神情寧靜的打坐著，顯露出內在的平和狀態，讓他深受吸引。「看它一眼就覺得，啊，這個是我要的！」他急切地尋找照片的線索，「法輪功」因此深深印入他的腦海。

大學時期，在老師的帶領下，余智榮曾進山裡修練：週六進山，只喝泉水、採食野生水果，並在瀑布旁採集天地、宇宙等各種氣。這奇特的經歷，似乎注定他此後的氣功之路。

余智榮自一九八四年開始學氣功，後來擔任某氣功學會祕書，在台灣推廣氣功，並帶領成員到大陸，與武漢、廣州、四川及上海等地的人體科學研究會交流。當時大陸的氣功熱正慢慢進入台灣，不時都有新的氣功傳入。他回憶，當時大陸的氣功發展蓬勃，遠遠領先台灣十五年，一個人體科學研究會就有上百名各門各派的氣功師。

見識過各種特異功能，接觸了各門各派的氣功師，先後也學過多門功法的余智榮後來也當起一名「氣功師」，教氣功、作表演，還可以電話「隔空治病」。他笑著說，當時自己不是氣功師，而是「氣功商」，「初級的收費一萬五，還有中階的、高階的，分階賣課程。」

在十多年的學功過程中，余智榮雖然接受各種特異現象的存在，但對背後之所以然，深感無知，越來越多問題在他心中發酵，渴望獲得解答。他請教過各門各派甚至是知名的氣功師，以及所謂的宗教大師，但都無法解開他的疑惑。

相反的，多年在氣功界裡看到了許多亂象，他心中甚是感慨。

有一回，余智榮領著台灣的氣功師到大陸交流，從上海到長沙，再到武漢時他突然就聽不見了——「腦部受傷了」。後來有人告訴他，是其他氣功師所為，因為看不慣年輕的余智榮擔任主持人，「所以發功測試一下。」

「氣功師會彼此鬥法，發功去制約別人的功、去傷人，這是很普遍的現象。」

看多了氣功師之間的明爭暗鬥，不講心性與修為的現象，余智榮覺得這一切都不是他所要的，「所以後來我就想要找一個沒有執著、住山裡的老師父。」他想學打坐，想修心，想靜下來。

看到雜誌上法輪功學員祥和打坐的照片，他就開始尋找法輪功，不久，他就找到了在前鋒公園裡煉功的王利予。

法輪功講求「修在先，煉在後」，不僅要煉功，更要講求心性修煉。當他翻開《轉法輪》之後，當時氣功界的現象，不管是採氣、偷氣，或者是附體、特異功能……以及以前不得其解的許多問題，都一一得到解答。他說，《轉法輪》從第一頁開始，他一頁又一頁地讀，一個又一個的疑惑就被解開，「這個答案就是我要的，我要的、我要的……」

於是，他放下了以往在氣功界的積累與所學，成為一名法輪功學員。年輕的他每天到前鋒公園煉功，看到王利予的積極付出，「我想這個人怎麼這麼熱心！我告訴她，『那我幫妳提收音機』。」

「這一拿收音機，下星期我就變成這個煉功點的輔導員了。」

兩個星期後，聶淑文說，台灣要舉辦集體學法交流活動，需要有人聯繫大家，協調安排北上的住宿與交通事宜，「她說：『那你來幫忙做一下。』我都還搞不清楚狀況，要幫忙，好，那幫啊！」就這樣余智榮又成為台灣南區第一位輔導站站長。

高雄、台南就在大家積極建煉功點、辦九天班中越來越多人加入。而屏東的弘傳則與得法修煉的出家人釋證通有很大的關係。

屏東鄉鎮弘法的出家人

一九九八年初，釋證通已剃度出家近十年。

這十年來，為探求佛法真理，她曾探訪印度、西藏、尼泊爾、中國等地，曾是精舍的住持兼負責人，後來她選擇了托缽雲遊，但仍一無所獲。而從小體弱多病的她，此時也已百病叢生，「凡是醫院能叫出名字的病，我大多都有：心臟病、胃病、腎病、經絡酸痛、腰間盤突出、脊椎異位等，太多了……」

長年的病痛不僅嚴重的障礙了修行，而且與日俱增的醫療費，更加重了供應她日常所需的居士們的負擔，釋證通感到慚愧與不安，「真是身心疲憊、萬念俱灰。」

一天，她突然全身動彈不得，筋骨酸痛不已。於是她找到從事民俗療法的余智榮醫治。也在這天，她從余智榮手上接過一本《轉法輪》。

回到家，她雙手將《轉法輪》高舉過頭，就像以往閱讀佛經般的恭敬。當翻看封面見到李老師法像時，她止不住的流淚，「我才知道什麼叫『眼淚像斷線的珍珠』。而且不知道為什麼，對老師的身分來歷好像了然於心，卻講不出來……」

出生於屏東縣里港的釋證通，從小就能看到許多奇異景象。她看見萬事萬物都是活的，每當過橋，她總要對橋說一句：「對不起，借我過去。」看見花草樹木，都要打聲招呼。六、七歲時就莫名的萌生出家的想法，常跑到附近的寺院逗留。寺裡的僧人問她：「是不是想出家？」她認真地點點頭。

轉眼間，二十年匆匆過去，她經營一家進出口貿易公司，事業有成、丈夫體貼、兒女孝順，但釋證通仍難忘出家的初衷。每當工作閒暇時，她總是盤腿而坐，恭敬地取出抽屜裡的經書閱讀。

一天，她從辦公室走到廠房，突然聽見「轟」的一聲，但見空中一朵巨大的七彩蓮花正一片一片的綻放。眼前的一切震撼著她：佛國世界的真實存在，佛經所言不虛。

於是，她出家的願望越來越強……

「那時的心不在社會，不在事業上，也不在家庭、親人身上。」每天一到公司，釋證通的淚水就不停的流，出家的念頭不停的冒出。

後來，家人不忍見她內心遭受煎熬，終於同意她出家。在苦等了四十多年後，她剃度成了一位女尼，法號「釋證通」。

出家後，她曾經是精舍的住持兼負責人。與有緣信眾到山上，先後推動了三個修煉道場從無到有的建立。但時日一久，追隨者日眾的釋證通益發惶恐：「如何往高層次上修煉，我依然不明白。連我自己都不知道如何圓滿，我又能如何幫助他們呢？」

不敢誤人誤己，更不願求道無果就此老死在寺院裡。因此，她選擇離開，開始了托缽雲遊的修行方式。

頂著烈日，打著赤腳，背著傘蓋、行李與睡袋，釋證通走過一個縣市，又一個縣市。磨破了皮、走爛了的腳底，踏在滾燙的柏

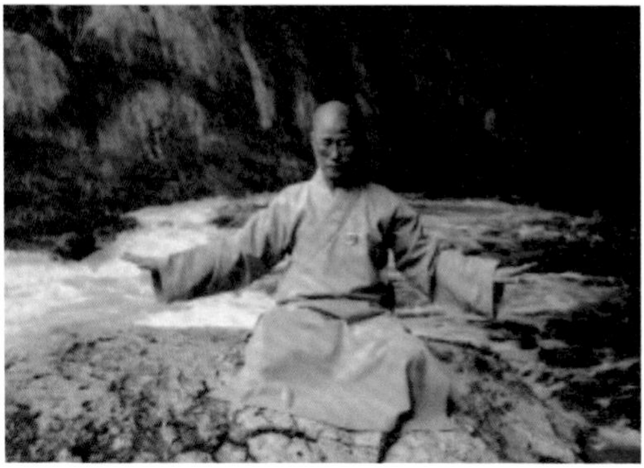

釋證通發現，性命雙修的「法輪功」讓她的身體健康，有如脫胎換骨。

油路上，踩在碎石子路上。「真的是痛徹心扉！」睡過墳場、樹下的她，承受各種譏笑、辱罵、羞辱和不理解，心裡只有一個願望：「就是希望找到一條能回家的路，找到一位真正能帶我回家的師父啊！」

雙手捧持著《轉法輪》的釋證通，這時，內心激動不已，「我明確的感覺到自己要尋找的師父就在眼前。」

「佛教中對『佛』有十種解釋，而我們的師父講：修煉覺悟了的人就叫『佛』，一句話就把上萬卷經書裡的內容都包括了。

再比如『修煉』到底是什麼?師父講，『整個人的修煉過程就是不斷的去人的執著心的過程。』，這些都是我們修佛幾十年也沒有明白的道理。」

更令釋證通驚訝的是，性命雙修的法輪功，讓她百病叢生的身體，漸漸康復。她回憶第一次打坐煉功時，就聽見雙腳的湧泉穴啪啪的往外裂，真切的體會到了「百脈同時運轉」，「很快的，我整個人就像脫胎換骨一樣，各種病都消失了。」

此時，釋證通心生一念：「這麼珍貴的大法，我希望更多有緣人，跟我一樣有這樣的機緣。」

首先，她找到以前熟識的出家人和居士，介紹他們煉法輪功，並開始建立煉功點。

住在高雄的她，先在高雄鳳新高中與鎮北國小成立煉功點，之後，她產生了到屏東建點的強烈念頭。

從此，她風雨無阻，每天騎著一輛二手的「小綿羊機車」往返高雄與屏東。清晨三點就得出發，摩托車在半路拋錨是家常便飯。

天色昏暗加上大雨，騎到低窪、窟窿處跌倒也是常有的事。

她最先來到屏東市的和平國小建了第一個煉功點，不久，煉功人數慢慢增加到五人，她看時機成熟，於是鼓勵大家再找其它地點建立煉功點，於是，一個點一下就擴充到五個點，然後她就離開。

釋證通再去找新的煉功地點，來煉功的人多了之後，又再擴散，然後她又離開去尋找新的地點。就這樣循環往復，屏東縣市的煉功點越來越多：「仁愛國小、忠孝國小、高樹國小、田子國小、中正國小、復興國小、屏東市的體育館、屏東的教育師範大學、潮州國小……，還到恆春去。」

釋證通就這樣持續三年，走過一個又一個鄉鎮的建點，漸漸的法輪功在屏東地區弘傳。

三年間，她還經歷了幾次車禍。

其中一次，她行經一座大橋時，遭到一名醉漢從後方開車追撞。在重大的撞擊力下，釋證通連車帶人的衝撞向橋邊的水泥柱，受重擊的機車把手又撞向釋證通，導致她的右手及右邊的肋骨斷裂，整隻手臂又黑又紫，又腫又大。

這一撞，醉漢也酒醒了，他連聲說對不起。釋證通強忍著疼痛，慢慢地爬起來並跟對方說：沒事。然後自己默默的步行三十分鐘到最近的煉功點，照常的煉功。一個多月後，她斷了的肋骨就長好了。

問她為何那麼費心的去屏東建立煉功點，是否家鄉因緣所致？她淡然的說，很自然就覺得應該這麼做，「我只是去完成，我要去完成的！」

貴州老人花蓮行

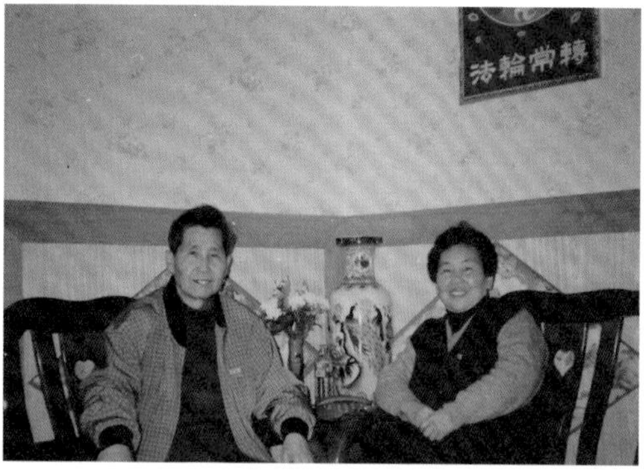

年過七十卻身體更加硬朗的張普田先生與夫人在貴州的居家照片。（張震宇提供）

一九九五年十一月底，七十多歲的張普田扛了三個裝滿法輪大法書籍及資料的麻布袋，從大陸貴陽出發，他的目的地是台灣花蓮，他將拜訪姐姐一家。而他這趟探親之旅也促成了法輪功在台灣花東縱谷的弘傳。

背上麻布袋，張普田搭飛機到廣東深圳，當通過中國海關時，他擔心帶著這麼多書會不會被海關人員刁難？然而奇怪的是，當檢查人員打開他的行囊查看後，卻只嘟嚷了一句：「都是衣服！」就這樣，張普田神奇的順利通關了。

由香港轉機至台灣桃園機場，再搭車走蘇花公路來到台灣的東部——花蓮，千里跋涉，對年齡已古來稀的他而言，看來卻甚是輕鬆。

但一年前的他，卻不是如此。

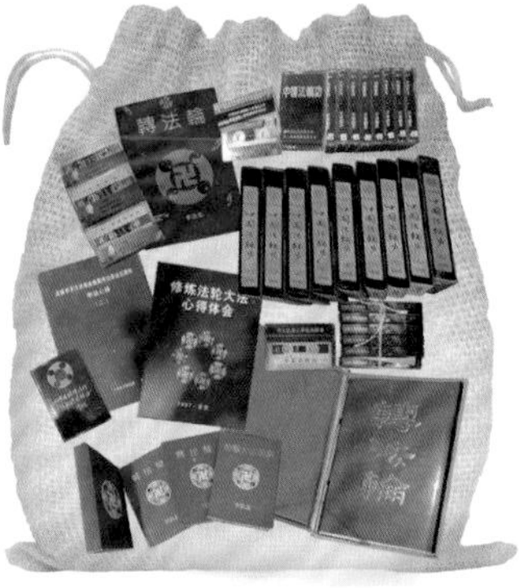

張震宇至今保留舅舅張普田從貴州扛來裝在麻布袋的法輪功書籍以及資料，有中國法輪功錄影帶、精裝版轉法輪、中國法輪功錄音帶、煉功音樂、學員修煉心得體會等等。（張震宇提供）

歷經三次腦部開刀，身體久久未能復原。他的外甥張震宇回憶那時的情況說：「那一刻，舅舅差點倒下去！」時隔一年，當張普田再度來台探親時，他的健朗，著實讓姊姊全家大為吃驚。

原來，這一年間，張普田學了法輪功，煉著煉著，他的身體不僅完全康復，還猶如

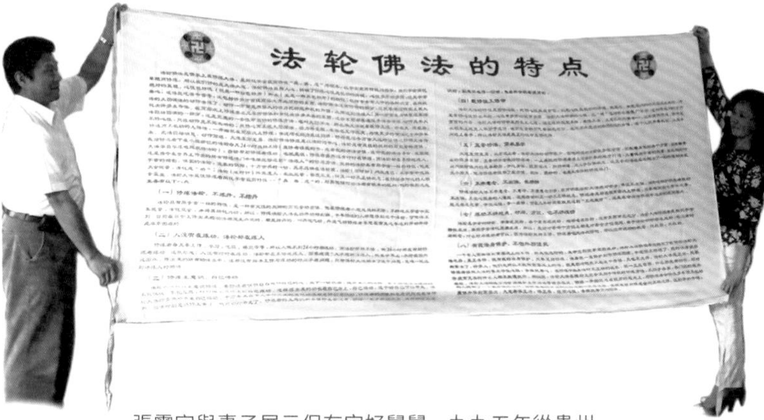

張震宇與妻子展示保存完好舅舅一九九五年從貴州帶來的法輪佛法的特點橫幅。（張震宇提供）

年輕人般充滿活力。他開心不已，心想這回拜訪姊姊，一定要將法輪功介紹給姊姊全家。

久別重逢，張普田與姊姊、姊夫有說不完的話題。服務於台灣自來水公司花蓮管理處的外甥張震宇當然也要盡地主之誼，利用假日帶舅舅到花蓮各旅遊景點，飽覽美景。

但每每旅遊回到家，舅舅就手捧《轉法輪》靜靜的閱讀，讓張震宇十分好奇。「他就默默的不吭氣，一整天坐在床上，我們那時候不知道他在幹什麼，想說老人家可能是沒事情，不想動。到後來我才知道，原來他在學法。」

這個舉措讓張震宇十分觸動，原來法輪功學員這般的不同，「年紀那麼大的一個人，他居然盤腿坐在那裡，斯斯文文、靜靜的看書。」張普田經常從早上看到中午，吃完午飯，睡個午覺，下午繼續看書。

晚上，全家人吃完晚餐後，張普田就告訴大家自己一年來的修煉點滴。

煉功之後，不僅以前腦部開刀留下的後遺症完全消失，他也變得身輕體健，而一起跟著煉功的妻子亦是無病一身輕。身心受益的張普田夫妻，因此決定跟著其他貴陽學員跋山涉水、深入山區村莊介紹法輪功。

他們一群六、七十歲的老人，有的背著錄音機、有的背資料，有的帶乾糧、帶棉被等等，白天介紹功法，晚上沒住宿的地方，就睡在豬圈裡，張震宇說：「他們將豬圈打掃得乾乾淨淨，然後打地鋪。」

令張震宇印象深刻的還有一場修煉心得交流會。

那是貴陽地區法輪功學員舉辦的修煉心得交流會。那天一大早，沒有人指揮，學員們一個挨著一個安安靜靜的排著隊等待入場。公安接獲通報有人群集結，急忙派員趕赴現場，抵達現場後，或許是受現場氣氛的感染，他們也只是跟著人群靜靜的站在旁邊。五、六千人魚貫的走進會場後，自動從階梯最上方開始入座。交流會開始，大家認真地聽著台前一位位學員講述自己自修煉以來的心得，不同的人，不同的故事，理悟不同的法理，而在場的公安也默默聆聽著。交流會結束後，大家又安靜、魚貫的離開；會場內外沒有任何垃圾。當天的一切讓公安深受感動。後來，很多貴陽公安也加入了修煉的行列。

張普田也提到貴陽當地學員煉法輪功的情況。當時，他和太太每日清晨三點多出門，步行到黔靈山公園趕赴五點的集體晨煉。「為了去煉功點，他們至少走一個多小時吧，每天持續不斷的。」在這個煉功點，每天有幾千人集體煉功，而貴州這個「地無三里平，天無三日晴，人無三兩銀」的地方，煉功點裡也很少能讓人站得平穩的煉功；下雨時，樹上掛滿了傘，蔚為奇觀。

點點滴滴聽在張震宇一家人耳裡，激起的串串漣漪在心中發酵，「我們聽他的故事會知道，大法能夠改變人心。」

而張普田一到台灣就告訴親人此行的心願：希望三個月後離開台灣時，姐姐一家都能煉功。他呵呵笑說：「給大家三個月的緩衝時間。」

對張震宇而言，舅舅就是個活見證，七十多歲的老人還能扛著三個沉甸甸的麻布袋，輕鬆自在的翻山越嶺，甚至在舅舅陸續的敘述裡，張震宇感受到，「這個功法能讓人變成無私，就是為人好。」舅舅的狀態感動了張震宇一家。

一九九六年，張震宇利用三個晚上，通宵讀完舅舅帶來的《轉法輪》，此前，張震宇接觸過不少氣功與宗教。「我很仔細的看，很多事情，李老師在書裡面一語道破。」

「什麼是層層宇宙概念？原來人看到的東西只是表面的分子，分子以下的東西，你看不到，但是存不存在？存在。」由最初感性地相信親人，答應煉功，到後來變成理性的認識與理解，法輪功在張震宇心中的份量與日俱增。

而張震宇的妻子盧麗卿一向不喜歡「外形動作」，秀麗文靜的她這次卻很反常地一下子就接受「煉功」這件事。在她初學五套功法時，就奇怪的有種「已經煉過」般的似曾相識；而當一字一句的首次閱讀《轉法輪》時，她也覺得書裡的內容似乎很熟悉，彷彿曾經讀過一般。更特別的是，在第一次看教功錄影帶時，她發現片頭出現的佛像，就是若干年前曾在她夢裡顯現的那尊佛；她這才知道，原來她與李洪志老師早已結緣。

就這樣三個月瞬間而過，當舅舅回大陸前夕，張震宇一家，包括爸爸、媽媽、自己就讀小學的孩子、姊姊、姊夫、還有姊夫的親戚，一共十五、六人開始煉功。舅舅還特別手製了一幅寫有「法輪大法」的橫幅，大夥並在這條橫幅下集體拍照。張普田回大陸後，慎重其事地將這張照片交給北京研究會正式註冊：法輪修煉大法台灣東部地區花蓮煉功點。

顏面神經麻痺 神奇痊癒

舅舅張普田回大陸之後，張震宇並不清楚如何建立煉功點，只在家各自煉功。雖然如此，但他有機會時仍向周遭親友介紹法輪功。

他第一個想到的是同學的妹妹、也是自來水公司的同事吳婉英。

四十多歲的吳婉英，有一個腦性麻痺的小孩。孩子出生時正常，一歲半時因吃花生意外噎著，導致腦性麻痺，「雙眼全盲，腿癱軟不能走路，只剩知覺與聽覺。」吳婉英說。

面對殘缺的孩子，吳婉英的母愛不曾稍減。出生於基督徒世家的她，經常為小孩唱兒歌、講故事，生活中餵食小孩，幫孩子抽痰、把屎把尿……她都親力親為。每天背著孩子上下樓，長期下來，導致兩個膝蓋紅腫疼痛，醫生告訴她，不出幾年她就需要換人工關節了。因為長年辛勞，吳婉英又罹患顏面神經麻痺，整張臉朝左邊歪斜，口水不自覺地往出流。

這一切看在張震宇的眼裡，十分心疼，就跟她說：「婉英，妳來煉功吧。」

「是，我要活長一點，身體要弄好一點，才能好好照顧小朋友。」吳婉英心想。

兩人就利用午休時間在公司禮堂煉功，這樣過了三個月後，吳婉英突然發現膝蓋的毛病全消。有一天，在家裡的穿衣鏡前，她毫無預期的就親眼目睹了發生在自己身上的奇蹟——一股莫名的力量將她原本朝左邊歪斜的臉往右拽。就這樣她的臉龐恢復了正常，顏面神經麻痺神奇痊癒！

還有一回，吳婉英獨自在公司的禮堂裡煉「法輪樁法」時，她隱約看到一個高大的男士來到面前，幫她轉正身體，並不時的拉動她的手，調整她的煉功動作。這一天，她煉功煉得滿身是汗。

事後，吳婉英詢問張震宇，但他也不知道幫她調整動作的陌生人是誰。

幾個月後，大家輪流傳閱的《轉法輪》一書終於傳到吳婉英手中，當她打開第一頁後，不禁大吃一驚，她看到書裡老師的法像，就是那位幫她調整動作的人。

又有一次打坐時，她看見自己的身體像一個灌滿黑色沙子的沙漏，沙子慢慢地從上往下漏，顏色由黑變白，最後全身變成透明體。而原本只能「單盤」煉功的她，隔天煉功時就能「雙盤」了。

儘管出生於基督徒世家，這些難以解釋的現象，讓吳婉英更加堅定的修煉法輪功。

建立花蓮第一個煉功點

張普田在廣州第五期法輪功學習班認識了鄭文煌夫婦。當張普田一九九五年來台探親時，即欲前往拜訪，張震宇於是帶著舅舅探訪已搬遷到宜蘭的鄭文煌伉儷。

那天的談話，張普田感到台海兩岸的生活差距，他說，「在台灣修煉太幸福了，太好了，我在中國大陸煉功，都是要走很遠，打坐都是坐在石子上啊！」他們彼此鼓勵要珍惜機緣。

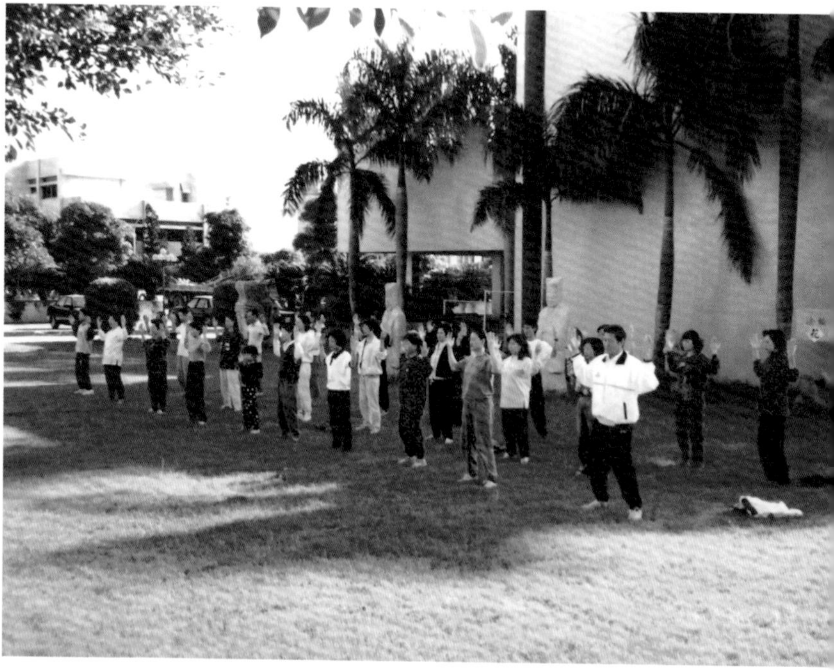

一九九八年四月，張震宇在花蓮文化中心成立了花蓮的第一個煉功點。（張震宇提供）

那時，鄭文煌夫妻每天一大早仍從宜蘭開車到陽明山的煉功點煉功、教功。

這次的拜訪也促成了張震宇與鄭文煌間的情誼，後來張震宇經由鄭文煌拿到許多法輪功的煉功帶與講法帶，彼此間也不時有修煉上的交流。後來張震宇明白了在外面設煉功點並舉辦九天班的重要性。一九九八年四月，張震宇在花蓮文化中心成立了花蓮的第一個煉功點。

「那時在文化中心晨煉，大家都有自己的修煉故事。」張震宇的另一名同事張麗珠如此說道。

張震宇是張麗珠的單位主管，對氣功毫無興趣的她，即使經常聽張震宇說煉功後身體的變化，仍不為所動。直到一天，丈夫楊坤茂興起想煉法輪功的念頭，張麗珠這才想起自己的主管正是煉法輪功的。

「妳老公學，妳要不要一起學？」張震宇這樣問著張麗珠。事後她說，如果丈夫是向其他人學，她就不會跟著一起煉了。就這樣，花蓮文化中心煉功點又多了一對夫妻檔。

擁有一張娃娃臉的楊坤茂笑著回憶，學煉第五套功法「神通加持法」時他可吃了不少苦。不僅無法像妻子馬上就能雙盤，他甚至連單盤都困難。晚上自己在家練習盤腿時，總是痛得忍不住哇哇大哭，哭聲大得連在隔壁房間裡的父母都能聽到。

每次艱辛盤腿後，感受到自己身體淨化的過程，是促使他能咬緊牙關堅持下去的因素之一。而大家一起晨煉時，目睹別人忍著疼痛的堅強意志，也督促著楊坤茂努力突破自己，同時，彼此間的互相鼓勵打氣，也增添了大家突破難關的決心。

與楊坤茂互相鼓勵的，包括一位高中生張順煌。每天到文化中心準備聯考的他，因為對這群在廣場上打坐煉功的人很感興趣，便也跟著煉。剛開始他「骨頭很硬」，單盤都很困難，盤腿打坐時幾乎是左腳踩在右小腿上，左腿很難往下壓，每天煉第五套功法時，他都痛得全身發抖、冒汗，可他依然都能堅持完成一個小時的打坐。他每天想方設法：用繩子綁雙腿、用啞鈴壓腿……好讓自己盤腿能符合標準。忍著劇痛，努力了近一年他還是只能單盤。直到某一天晨煉打坐中途，他驚喜的聲音擾動了煉功場的寧靜，大家睜開了雙眼，只聽他說：「啊！大家看，我可以雙盤了！」

「到煉功點上煉功對學員是最好的，學員們能相互協助與鼓勵，這也是大法弘傳留下來的形式。」張震宇說。

一天，一個體型瘦弱的男子來學功，後來他不僅每天都不缺席，而且總是提早二十分鐘到，帶著掃帚與畚斗先將煉功場四周打掃乾淨。

大家都不知道他是誰，也沒有人多問。直到日後拍攝學員修煉影片時，大家才知道原來他是一間大理石公司的總經理，在花蓮有一座電廠，而那座電廠卻在一場颱風中被沖毀，損失了兩三億。而在公司遭受嚴重災害的期間，他依然每天一早到煉功點掃地，然後煉功。「土石流這樣衝下來，工廠就沒了。」他輕描淡寫地說著：「如果今天沒有修煉法輪功，不了解人類生命真正的目的，是很難放得下那個得失心的。」

而張震宇退了休的父親不僅自己煉功，也邀了許多七、八十歲的老人一起煉。祖籍山西的父親，在家鄉擁有不少房產及土地，後來陸續被親戚占為己有。「爸爸說若沒有修煉法輪功，以他的脾氣肯定是會回大陸爭取到底，可現在他如局外人般談著這些事情，那土地與房產像是與他沒啥關係一樣。」張震宇說。

後來為了讓更多人有機會接觸修煉機緣，張震宇購買了數十本《轉法輪》，從北到南與花蓮的書店溝通：「將這本書擺在書店最明顯的地方，有人來買時就賣給他，書錢你們收，不用給我們，但當沒有書時請你們一定要向台北的益群書店訂購。」後來有幾位書局老闆也加入了修煉人的行列。

跨山越嶺 緣轉台中

多年前，張震宇曾調派到台中總公司服務，與同事賴世君成為好友。

賴世君是個大病沒有，小病不斷的「藥罐子」，因工作壓力大而有胃病，每天下班總是帶著新婚不久的妻子到處找中醫師看病。

一九九七年，賴士君帶著家人到花蓮出差，晚上夜宿在張震宇的公寓裡。

白天賴士君辦公事，他的妻子潘嘉琳閒來沒事，拿起客廳書架上的法輪大法書籍《精進要旨》閱讀。在小學教書的潘嘉琳回憶，當時的情形很奇怪，「我不知道書裡寫什麼！每個字都看得懂，但是合起來看不懂。」大學中文系畢業，文言文、古文對潘嘉琳來說都不是障礙，但眼前的白紙黑字，卻怎麼也看不懂。

她看到下班的張震宇夫婦，就緊抓著他們不放，問了一個又一個問題。盧麗卿笑著說：「提出的問題很尖銳，總在一個『為什麼』後面又接著幾個『為什麼』。從晚上問到快天亮。」後來他們還特地改變行程，留下來繼續探究未完的課題。

回到台中後，潘嘉琳再翻開那本書時，卻突然開竅，都看得懂了。而賴世君雖然還不是那麼明白，但心想，按照書中的指導修身養性也是一樁美事啊！而且不用吃素，他也不排斥。

於是夫妻倆開始每天煉功，一段時間後，「藥罐子」賴士君才驚覺自己已好久沒再看醫生了。後來他把自家，做為台中太平地區九天學法煉功班的場地，也提供附近的學員學法交流使用。

點點金光綴台中

一九九六年底，任教於台中霧峰農工的邱添喜收到氣功同好寄來一本簡體版的《中國法輪功》，愛看武俠小說的他翻閱書後附上的李洪志老師小傳，讀得津津有味：小傳裡提到，李老師從四歲起接受佛家師父的教導，八歲已得上乘大法，具大神通。此後，每一階段，都有不同的師父前來傳授功法及功理。

讀著李老師神奇的故事，邱添喜神往不已，「有機會一定要學！」

原本棘手的工作 變得輕鬆

還來不及學，氣功同好就約他寒假一起參加大陸法輪功的交流會。一九九七年二月他與其他台灣法輪功學員欣然一起前往北京。而在出發的前一晚，這位朋友才教會他煉功。十天的北京行後，邱添喜感受到法輪功真是一門好的氣功。

邱添喜因為消化性潰瘍而練氣功，當時已拜師學練了幾年，卻感到自己停滯不前，身體並未有明顯好轉。轉煉法輪功後，消化性潰瘍就好了，清瘦單薄的身子也日漸強壯。

那個時候邱添喜擔任學校教學組長一職，這是一份老師們公認吃力不討好的職務。學功後他心想，李老師教導我們要「先他後我」，那該怎麼做呢？想了想，他決定先去了解每位老師的需求。

在新的學期裡，不論是課堂的空檔或是開會的時機，邱添喜都努力地去了解每位老師的需求；不論是面對面的交談或是透過電話討論，花了大量時間，他一一的記下大家不同的想法與期待。

每年的課表安排對老師們而言是件重要的事情，邱添喜看著自己紀錄的大量訊息，他不斷的去設想、歸納，思考著怎麼才是對老師們最好的安排，最後他發現：大部分住在學校附近的老師喜歡早上與傍晚排課，而住在市區的老師們不喜歡傍晚排課。於是他依照這些需求盡力調整，再一一與老師們進行溝通與確認。

他這整個努力的過程，感動了老師們。

邱添喜說，以前做教學組長最大的壓力在於處理老師們臨時調課的事宜，因為代課老師的安排非常困難，「以前接到需要臨時調課的電話就會有情緒。」學法修煉之後，接到這樣的電話時，他變得有同理心，反而會安慰對方。

因為邱添喜的所作所為，校內老師們變得更願意配合臨時代課，一件原本讓大家覺得棘手的事情，變得輕鬆，工作氣氛變得更和諧融洽，「以前人家都說教學組長很難幹，大家都不願意當。」邱添喜成為他們學校裡做得最久的教學組長。

台灣學員到北京參加第二屆國際交流會，邱添喜是唯一居住在台灣中部地區的學員，因此交流會後，中部地區有什麼事情，其他學員就自然聯繫他，比如中區有人想學功，就會通知他；需要活動場地，也請他留意；另外，一些老學員也經常鼓勵他舉辦中區的

「集體學法」活動。

後來，因為到處教功，奔波不便，於是，邱添喜在台中兒童公園建立了一個煉功點，以方便大眾來學煉。

台中第一個煉功點建立

四月六日，邱添喜接到一通陌生電話，是宋明容打來的電話，而他後來建立了台中的第一個煉功點。

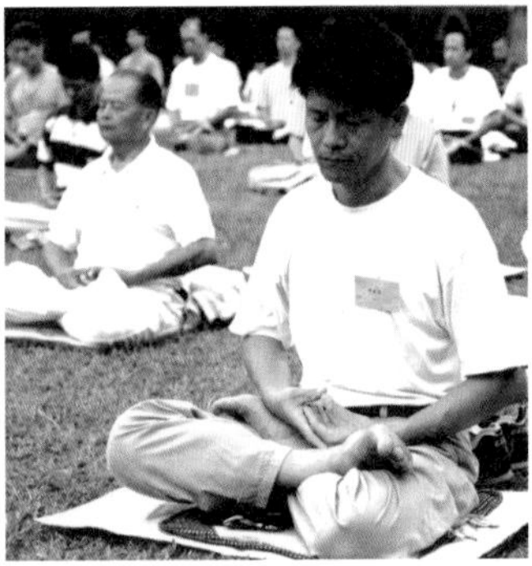

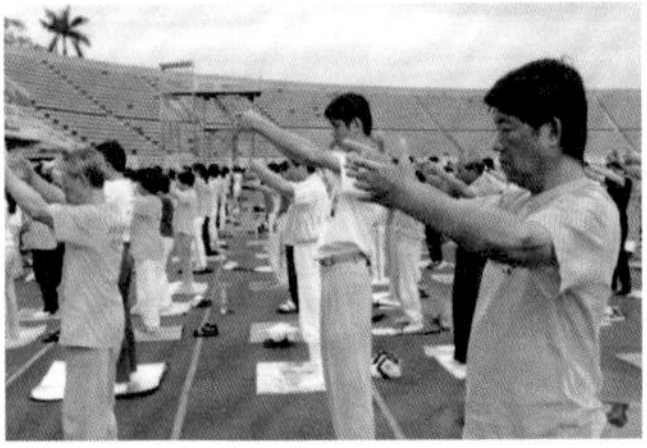

上圖：邱添喜（前）參加在台中國軍英雄館舉辦的全台輔導員學法交流，早上到台中公園晨煉。

下圖：宋明容（右一）參加台中體育場集體煉功。

（邱添喜提供）

那天宋明容一如既往的打開報紙閱讀，讀著讀著，一個角落裡不起眼的啟事瞬間變得顯眼，上面簡短的寫著：「中國法輪功，免費教功」。他心裡不禁吶喊：「法輪功！這不是我找了快半年的法輪功嗎？」

放下報紙，宋明容迫不及待地撥通報上的電話，進而得到邱添喜的聯絡方式。

邱添喜與他們相約在豐原高商校園裡教功，到了現場，除了宋明容之外，還有四、五名氣功同好。

那時，宋明容受罕見的「恐慌症」折磨已數年之久，雖已接受西醫治療，但也僅能以藥物控制，不能根除。

「恐慌症」第一次病發是在一九九二年，宋明容帶著兒子參加公司春季旅遊，在景點黑暗崎嶇的小山洞探索途中，宋明容覺得呼吸困難像要窒息了般，他急忙抱起孩子從人群中往外擠了出來……後來隨著工作的壓力、父親的去世，恐慌症越來越頻繁發作。有一回搭火車時，站在密閉擁擠的車廂裡，他瞬間感到心跳加速、心悸、呼吸困難、好像快要斷氣般，那時只想趕快逃離的他，差點從火車上一躍而下……而後他只敢搭乘可隨意而停的計程車。

那時他不知道自己得了什麼病，醫院也檢查不出，後來經人介紹到「彰基」看診拿藥，才控制住病情。有一回複診排隊時，他聽前面的人說：「我已經拿了十年藥了」，宋明容驚覺這病可能無法根治。「我才不要這樣過一生呢！」他心想著。於是，宋明容開始尋找醫院以外的治療方法：去公園裡練氣功，也與妻子到廟裡求佛、唸經。

有一天，他看到一本雜誌介紹大陸正流行「法輪功」，雜誌裡介紹說煉法輪功不講究時間與地點。他想，煉功沒有時間與地點的限制，正適合輪班制工作的自己。

他馬上衝到書局尋找《轉法輪》，但當時台灣尚未出版，不過在書局他倒是找到一本由大陸氣功愛好者所著，專門介紹法輪功的書，書裡附有法輪功五套功法的煉功動作。他迫不及待的買回家，照著書裡的動作，煉了起來。

說也奇妙，雖然動作不完全正確，煉著煉著，宋明容的精神狀況越來越好，不再服藥，恐慌症也不再發作，原本因工作壓力造成的胃潰瘍、胃出血等難以治癒的痼疾，也消失不見。

因此，當一九九七年四月他看到報紙這則啟事時，是如此的激動。

宋明容學功一段時間後，邱添喜覺得他的煉功動作已足夠標準，決定豐原地區以後就由他就近教功。

一天，宋明容在校園裡煉功時，一位男士走上前來，邀請他到豐原中正公園教他們一群人煉功。原來，這位先生偶遇了一位舊識，一位老先生，他驚訝於老先生色氣變化之大，而後得知他是煉了法輪功的緣故，於是打探如何在豐原學煉後，特地前來拜訪宋明容。

後來大家就在中正公園成立了第一個煉功點，而這個煉功點甚至比台中兒童公園煉功點更早成立。數月之後，集體的煉功點又遷往更市中心的市公所前廣場。又過數月，這個煉功點裡的一些人，又各自在自家附近成立了新煉功點。

一位差點出家的女士

過去宋明容經常在中正公園裡散步，他對公園裡一群大約三十多位的練功人印象深刻，因為他們今天可能練這個功，明天又練另一套功。而請他教功的男士，正是這群練功人之一。

於是，宋明容建議他們：「你們若有心想學，建議大家先放下其他功法，專一的煉法輪功一個月，你們就會有感受。」

當天學完功後，這群人開始討論今天煉法輪功的「成果」。只聽一位女士說：「我今天看到宋先生煉功時，丹田的部位好像懷孕婦女一樣鼓起來，裡面好像有一個法輪正轉、反轉地轉動著。」

「對，我也看到了。」

「我也是……」

不少人竟然都不約而同地看到了這一景象，這點讓大家頗為心動。

這時，有一人問：「會不會又是騙錢的？」

「免驚！這位師父人在美國，騙不到我們。」只聽那位最先發言的女士這樣回答道。

說話的正是當時五十八歲的廖雪霞。

廖雪霞出世時，脖子上纏繞著腸子，產婆說：「這小孩帶著佛珠出世，這世是來修行的。」說也巧合，從小她就不敢吃葷，媽媽為她上學準備的便當，她也只吃菜，「不敢吃肉，吃了就吐出來。」

小學時看到堂姐出家，她即萌生出家念頭，且日漸強盛，父母得知之後，不捨女兒離開膝下，餘生長伴青燈，於是母親帶她到住家附近的佛堂裡念經。而她在這法門裡一待就是十幾年，後來在該法門裡頗具地位，配有房舍，還有一筆可觀的資金可供支配。

雖然如此，廖雪霞總感到一種不踏實感，「我覺得，我要的不是這個，但是，還缺什麼我不知道。」她模糊地知道修煉就是要修心性，要回天上，但怎麼回天？

後來她離開了那個法門，開始她的求道之路。只要有同道人介紹，或是聽聞有真道之跡，她絕不放過。她到台北、花蓮，還深入阿里山，尋尋覓覓，但一無所獲。

時間一天天消逝，廖雪霞已屆中年。一場車禍導致她的脊椎被撞彎了三節，時日一久，讓她行、坐、臥、躺都劇烈疼痛，痛苦不堪，醫生說開刀治療成功率僅百分之二十，手術失敗將面臨終身癱瘓。

老父親不忍未婚的女兒遭遇癱瘓風險，為六神無主的廖雪霞下了決定：不開刀。

然而，身心的痛楚卻把廖雪霞一步步逼向絕望的境地。一九九七年六月的一天，廖雪霞去寺廟探視出家的好友，好友力勸她也一同出家，此時已五十八歲的她，答應好友，並與住持約好，在幾個月後的中秋節剃度。

多年後，她回述著那一天，她說：「回家之後我自問，這真的是我要的嗎？」她信步走到住家附近的空地，想到自己一生求道無果，不由得悲從中來，對著無垠的夜空她哭喊著：「老天啊，為什麼沒有正法讓我得道，我年紀已經這麼大了，要怎麼辦啊？」

次月，七月十五日，在中正公園裡廖雪霞與大家一起跟著宋明容學煉法輪功。她最初的目的只是為了健身，但煉功後，身體狀態的好轉反倒只是附帶的收穫。

「讀《轉法輪》以後，知道這是修煉，我要的就是這個！」

走過大半生，五十八歲才獲得心目中的真經，廖雪霞只要有時間就手捧《轉法輪》靜靜的閱讀。幾次下班後，從傍晚讀到天黑，忘了開燈卻一點也不覺得黑暗，她說：「這書裡面的字都是金光閃閃的，連逗點都是金的，整行字都是金光閃閃，越讀越不捨得放下。」

讀到忘我，摸黑上樓做飯時，黑暗中「啪！」出現一個大小如兩掌合握、鑽石般的亮光，為她引路。這些難以解釋的神奇現象，讓她更加堅定這就是此生所追尋。

廖雪霞內心非常激動，距離剃度一個多月前，她將原本已打包好的行李放回原處，並告訴寺廟住持：「我找到真道，不出家了。」

過了一段時間，廖雪霞做了一個夢，夢裡李老師對她說：妳為什麼一直不敢講話？該講的要講，該說的要說。廖雪霞醒來之後悟到：「我要趕快告訴求道的好友們……」於是她先後找到了一百多位曾經相識的道友，請宋明容教他們煉法輪功。

夢中學識字 通讀《轉法輪》

廖雪霞第一個告知的就是她的好友、住在清水的黃葉。

黃葉小廖雪霞十歲，兩人卻是莫逆之交。十六年前，離開原來的法門之後，黃葉跟隨著廖雪霞尋道的步伐。黃葉說：「她跑到哪裡，我就跟到哪裡。」

然而，來到這裡，無功而返；去到那邊，失望而歸……十多年來，一次次地尋找與跟隨，一次次的挫折與打擊，讓黃葉身心俱疲，失了求道的熱誠，只想在俗世裡安生。「我已經四十八歲了，不想修了。」

所以當廖雪霞興奮的告訴黃葉：「法輪功真的很好，我們終於找到了。」黃葉卻出奇的冷淡，她心想自己已經結婚了，不能再像過去那樣跟著廖雪霞跑來跑去。

不過，廖雪霞鍥而不捨沒有放棄，「她是我最好的朋友，不忍心看她沒得法。」廖雪霞連續打了三個多月的電話給黃葉，花了兩萬多元的電話費，黃葉的丈夫也因此深受感動：「人家一直叫妳去，為什麼不要去呢？」黃葉遂勉為其難的答應廖雪霞，由宋明容教她與丈夫煉功，並開始閱讀《轉法輪》。

但三百多頁的《轉法輪》對不識字的黃葉卻是個艱難的挑戰。黃葉出生時瞳孔前長有一層薄膜，視力總是模糊、看不清。小學第一次月考，黃葉領回「零分」的考卷後，從此成了學校「逃兵」。

所幸丈夫願意教她讀《轉法輪》。丈夫下班後，就一個字一個字教她念，隔天黃葉自己再複習前一晚的內容，如此經過半年。這緩慢的進度讓她心急了起來。

這時發生了一件神奇之事——黃葉一連作了十天的夢。

在夢中，黃葉手捧《轉法輪》，李老師在一旁指著書裡的字，一個字一個字往下指，一個接一個的意念便打進黃葉的腦海裡，瞬間，黃葉就認識了這一個字……在夢裡，黃葉大聲地一個字又一個字讀著《轉法輪》。「李老師用指的，他沒有講話，我就一直讀、一直讀。」黃葉說。

第二天早晨，當黃葉再捧起《轉法輪》時，就看見一個泛著銀光的法輪照著每一個字，指引著她往下讀：「銀色的法輪指引我讀，我就知道那個字是什麼音。」就這樣，不識字的黃葉神速地認字，「不到一年，我就可以跟上大家讀法的速度了。」

而在她煉功一個多月後，自出生就覆蓋在瞳孔的薄膜像似被人輕輕地撕掉一般，她眼前的世界從此清晰明亮起來。

從十八歲進入某法門，年近半百，經歷近三十年才尋到真理，黃葉開心極了。她一改當初的心態，變得積極的弘揚法輪功。

不久後，黃葉在台中清水鰲峰山運動公園設立當地第一個煉功點，等到有其他人相繼煉功後，黃葉又到大甲體育館設點，又有學員接手煉功點後，黃葉又來到沙鹿深波圖書館建點，慢慢地梧棲與龍井也有學員相繼建點。口耳相傳，法輪功逐漸輻射狀的傳開，台中海線鄉鎮煉功的人也相繼多了起來。

奔波求道十多年的姊妹淘

一九七〇年代初期，彰化一間紡織廠裡有一群正是十八年華的姊妹淘，她們不僅工作在一起，更是一群「志同道合」的好友——同在一個佛堂裡修行。在製鞋廠工作的林凰環也因此與這群姊妹淘相識，後來她們在員林買下一棟房子成立佛堂，作為修行的基地。林凰環說：「那時候，我們有十五個女生，大家都以姊妹相稱。」

這群好友在一起修行了十餘年。有一天沈麗霞偷偷地問林凰環：「我們這樣修行，妳覺得怎麼樣？」林凰環有點失落的回應：「我感覺自己好像不太能提升。」沈麗霞聽了之後，高興的說她最近打聽到一個法門似乎不錯，於是相約一起拜訪。拜訪過後不久，為了在修行上能夠真正的提高，她們五、六人毅然離開了這個自己

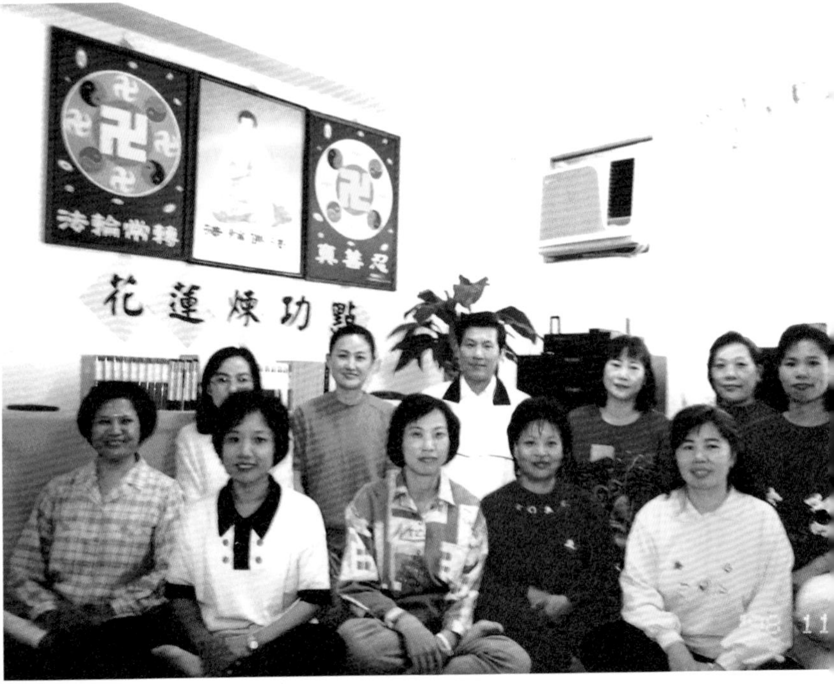

一九九八年夏天林凰環（前排中）努力說服姊妹淘去一趟花蓮，在張震宇家學法。（張震宇提供）

潛心遵循了十幾年的法門。

然而，這個新發現的法門也未能讓她們駐留。之後，就開啟了她們十幾年的尋道歷程。過程中，也結識了同是求道中人的廖雪霞。

二十年冤枉路

訪師求道，誰發現了什麼就相互通知，沈麗霞說：「我們一下班就去找。」他們幾乎把中部地區都找遍了。有一天，原法門裡一位頗受敬重的前輩通知他們：一位來自花蓮的高人正在他家，這位高人能教大家如何修。

很快的，這群求道若渴的人就聚集在前輩家中，聆聽教誨。

林凰環回憶說，這位先生穿著不俗，有超脫的氣質，講起話來玄乎玄乎的，帶有神祕感，讓人很有想像空間；此外，他還能把脈治病；又基於對那位前輩的信任，沒多久，這群人就先後到了花蓮跟隨這位「高人」修行。

在花蓮，他們二十多人分住在三個地方，包括林凰環與沈麗霞在內，許多人都辭去工作，專心修行。另有少數人未定居花蓮而東西往返。

那位先生教他們修行的方式就是：走路。

他們一行人從天祥走到太魯閣的水濂洞裡，水濂洞頂的岩壁有強勁的山泉水從上往下傾洩。經冷冽泉水沖濺全身後，大家又開始步行下山。「走完全程，濕了的衣服都乾了。」六小時的步行，過程中有點狼狽，雖然有時不免有「這真的就是修煉嗎？」的念頭浮出，但強烈的求道之心讓大家都願意繼續嘗試看看。

一段時日後，大家陸續發現這位先生只是以「修行」為餌，獲取大家的信任，再以治病為手段，販賣高價的「藥」來達到他斂財的目的，更有甚者，還有騙色的事情傳出。多年後，林凰環回憶那段「修行」過程，差點笑出淚來，說：「那真是被當猴耍！」

遠離那人後，沈麗霞決定回到家鄉雲林。青春年華已然遠逝，走了近二十年的冤枉路，已屆中年的她，現在只想安穩的上班掙錢，「我不想再找了……」

而林凰環與多數人還是留在花蓮，跟隨在當地認識的另一位修行人修行。

這位修行人可以用左手流利地寫出佛經，更重要的是他能為大家解說難懂的佛經，大家因此似乎懂得怎麼修了。一段時間後，大家又發現這位修行人總是在罵人，對這現象，有些討論開始進行著：「這樣正常、對嗎？」對此，有人猜想：會不會是藉此「考驗」我們？

在大約兩年這樣的「修行」後，一天，這位師父在林凰環面前又嚴厲的批評著某人，這次林凰環忍不住說道：我們跟著你修行了這麼久，如果這人真像你說得這樣，那你沒有責任嗎？

她與這位師父當時就起了爭執。

而一直以來，這位「師父」總以要救人為名，讓大家捐錢給他，那時，他們一群人幾乎是沒有工作，專心跟著這位師父修行呢！

陸續的，大家也發現這又只是個在斂財的「師父」，大失所望下，大部分的人也無心留在花蓮，紛紛回到西部。而林凰環與少數人則在花蓮找了工作，定居下來。

每年聚會交換尋道訊息

雖然各分東西，多年的求道歷程，讓姊妹之情歷久彌堅。因此，每年年底，當林凰環回彰化探視雙親時，姊妹們一定聚首相會。

「大夥有說不完的話題，但我們不聊家人、不談情感，也鮮少聊工作，我們聊『修練』。」林凰環說。

一九九七年，這一年她們在鹿港郭家聚會。郭家姊妹錦治及錦娥也是多年的求道好友之一。

林凰環問道：「你們知道某某在修某一法門嗎？他的情況如何？」

「好像不是很滿意，他已經離開了。」郭家姊姊郭錦治說。

「那某某某呢……」林凰環接著又問。

每年的聚會裡，林凰環總還深懷期待能獲得真道的訊息……

像往常一樣大家講述著各自所知，這時郭錦娥突然說：「我想起一件事來了！」原來豐原的廖雪霞打了好幾次電話過來，說她已找到正法門了。「廖雪霞原本中秋節要去出家的，但現在不出家了。她要大家一起去學法輪功。」「她還說，法輪功還可以祛病健身。」郭錦娥這樣跟大家說著。

原來，郭家還有一位大哥郭明安也是求道之人。郭明安年輕時遭遇一場車禍傷及脊椎，後來導致僵直性脊椎炎，並在第四及第五節的部位長出纖維瘤，受病痛折磨的郭明安瘦得皮包骨，曾學過多年氣功，看遍中西名醫，嘗試各種民俗療法，都無效。廖雪霞曾多次來電邀請他去學功。

「你們去找她學了嗎？」林凰環迫不及待的想知道結果。

「會不會又是騙錢的？要花錢的話，就不要了。」在場的沈麗霞問道。

「廖雪霞有特別強調，煉法輪功完全免費。」郭錦娥回答。

「那我們去試試看啊，也許她這次真的找到了。」林凰環說。

於是，隔天沈麗霞開車，大夥到豐原一探究竟。

終於真的找到了！

一進門，只見廖雪霞氣色紅潤，一改以往的憔悴模樣，她興奮的講著自己近半年來的身心變化，並勸大家無論如何，一定要煉法輪功。接著她為大家演示五套功法，但因時間匆促，在場的幾人對煉功動作還是很模糊。廖雪霞又從書櫃裡取出一本《轉法輪》。「我這裡只有一本《轉法輪》，一張煉功音樂帶，凰環住花蓮比較遠，那先給她。」

「妳們一定要繼續煉下去！」目送林凰環一行人離開，廖雪霞一再叮囑。

但繼續煉下去的只有林凰環一人。「我拿了《轉法輪》回來，我看了書，我知道這就是我要找的，書裡將修煉解說得清清楚楚。」林凰環在家煉功，六個月後，她到張震宇成立的煉功點上煉功，並完整的上了一遍「九天班」。

「麗霞，妳有沒有繼續煉功啊？」電話裡，林凰環總不忘叮嚀。

「動作已經忘光了，書也沒看耶，也沒真正認識什麼是法輪功。」沈麗霞誠實的回答老友。她說，廖雪霞也是時常來電，督促她煉功、看書。不過，她一人獨自在雲林，不知該從何開始修煉法輪功。林凰環心想，其他人都沒完整的上過九天班，不會動作，也不知道法理，所以還不知道珍貴。「我心裡很焦急，很怕她們錯失這個機緣。」

林凰環努力說服大家來一趟花蓮。一九九八年夏天的四天假期裡，林凰環與張震宇夫婦陪同沈麗霞等三人一起看李老師的講法錄影帶，一起讀《轉法輪》，也一起煉功。

「看了師父的九講講法帶，我感覺《轉法輪》裡面所講的，就是我們要的。」沈麗霞說，《轉法輪》清晰的講解了以往所不知道的天機，如：玄關、灌頂、周天等等，而且也透徹的道出修煉與修心的關係，並且能細膩的指導人修心性。

臨別前，張震宇鼓勵大家：「我舅舅年過七旬，腦部開過三次刀，煉了法輪功後，居然可以遠渡重洋，特地到花蓮將法輪功介紹給我們。妳們回去後，到外面去煉功，把這麼好的功法，也介紹給更多人。」聽張震宇說完後，沈麗霞抑不住內心的激動，「雲林沒有煉功點，我是不是也可以去成立一個煉功點？」只見張震宇開心的點點頭，拿出早已準備好的東西，「很好啊，這是煉功用的橫幅與錄音帶，你們帶回去！」

雲、彰煉功點的建立

回到雲林的隔日清晨，沈麗霞開著車到處找尋合適的場地，後來發現位於虎尾的雲林工專（雲林科技大學的前身），校園裡安靜又乾淨，於是，她在這兒建了雲林的第一個煉功點。

而郭錦治也參與了花蓮行。回到鹿港後的她，迫不及待告訴哥哥郭明安這趟旅程的體悟。

聽完後，郭明安心想：「我是不是錯過了一門好的功法了？」

之前由於脊椎彎曲成波浪狀，郭明安開始煉功時蹲、起、站立都困難，煉起功來十分吃力，曾向廖雪霞學功的郭明安因此漸漸的放棄了煉功。

郭明安又想起，一名練日本劍術多年的鄰居曾告訴他：「練劍術那麼多年，身體都沒感覺，只有煉法輪功才有感覺，有股熱流從脊椎湧上來。」當下，郭明安也下決心專修法輪功，並與妹妹們一起到鹿港鹿東國小設立了煉功點，這也是彰化的第一個煉功點。

在靜心煉功後，一天，郭明安明顯感到一股熱流從脊椎竄流而上，並且持續整日，沒多久，他脊椎部位的纖維瘤從硬變軟，又從黑變紅，最後神奇般的消失。原本駝背向前傾的身子也漸漸挺直。

看到郭明安身體巨大的變化，他的妻子、小孩以及舅舅與表妹也因此相繼煉功。

另一名友人則在回到台北後，加入了洪吉弘的煉功點。

透過她們，過去這群尋道的好友「有超過二十人來修大法！」

中篇　扎根

一九九五
二〇〇一

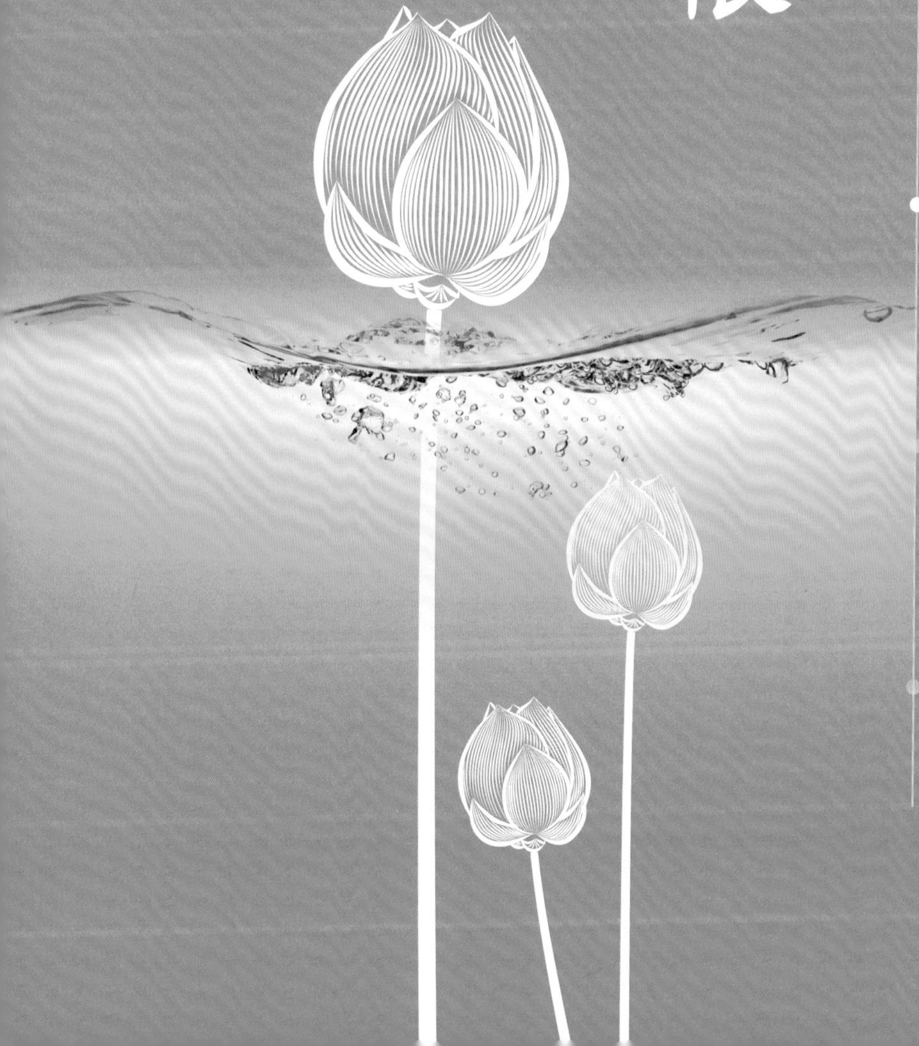

三次大陸交流行

一九九五年底，聶淑文與北部學員連繫上後，她仿照大陸的形式，協助大家開辦了「九天學法煉功班」。由於台灣學煉法輪功的時間相對較晚，對修煉的認識與弘傳的經驗都相對不足，於是她積極勸說台灣學員前往大陸參加學法交流。

後來台灣學員先後三次到大陸交流。二十六位學員在一九九六年十月二十八日至十一月三日前赴北京，進行了第一次的交流；隔年二月又有五十人參與了為期十天的交流；第三次則在該年年底，五十四位台灣學員啟程參加北京交流會，這場交流會後又與其他國家學員前往長春交流，至一九九八年一月三日返台。在第一次交流會期間，李洪志老師還意外的來到現場，在餐廳為學員講法。此次的講法內容後來收錄在《法輪大法 各地講法一》的〈北京國際交流會講法〉。

見識精進之心

現任台北輔導站負責人廖曉嵐說，三次的大陸行是一個熔煉的過程，對當時剛踏上修煉之路的台灣學員來說，是一段很重要的經歷，「知道修煉人在一起的境界跟言行舉止是這樣的。」

猶如劉姥姥逛大觀園，什麼都是新鮮，「看到那麼多精進不已的同修，他們對法的認識、他們的言行談吐，各方面都是自己以前沒辦法想像的。」廖曉嵐說。

「我們就是去取經！」多年後，洪吉弘這樣詮釋著大陸的交流之旅。

三次都與會的台視職員陳馨琳，回憶起聶淑文第一次找她參加北京交流會時，她甚至連一遍《轉法輪》都還沒讀完。才得法兩個多月的她，那時以為法輪功主要以煉功為主，書只要看一遍就行了。

「為什麼要去北京交流？」她心裡想著。興趣缺缺的她跟聶淑文說：冬天的北京太冷，我沒有禦寒的衣服。未料，聶淑文告訴她：我請大陸學員幫妳準備禦寒衣物，妳什麼都不用帶。之後，陳馨琳又找了諸多藉口，卻都讓聶淑文一一「解決」了。推託不過，陳馨琳只好轉念：就當做去旅遊吧。到北京後我一定要好好的逛逛、好好的玩！

抱著順便一遊心態的可不只陳馨琳一人，劉皇影與許多人等都是。但萬萬沒料到北京交流之旅的行程緊湊，一丁點兒遊玩的時間都沒有，卻充實無比。

到了北京，大夥兒分組進行學法交流。當分組坐定後，熱情的台灣學員把台灣帶來的名產拆開，正打算把這些特產與大家分享時，只見大陸學員仍舊靜靜的盤坐，一名北京學員開口微笑著說：「對不起，請把東西收起來，學法是嚴肅的。」

於是台灣學員見識了大陸學員「正經八百」的學法態度：每位北京學員，頸正腰直，盤上雙腿，雙手捧著《轉法輪》閱讀，神色恭敬。尤其令台灣學員震撼的是，即便因長時間盤腿而痛得齜牙咧嘴，讀得聲音都變調了，北京學員還是堅持著。而且一學法就是一整個上午。

陳馨琳笑著回憶道，台灣學員不習慣長時間盤腿，一段時間之後，各種坐姿就出現了，千奇百怪，有人坐得身子東倒西歪，還有人站了起來，也有人開始打瞌睡……「我們真的差人家太多了！」劉皇影說。

後來交流的時候，台灣學員忍不住問道：「你們能盤腿多久時間？會不會痛啊？」在場的北京學員大多能盤腿三個小時，也有人一盤坐就是六小時，即便痛楚也盡力堅持著。為了能雙盤，他們有人用石頭壓腿，用繩子綁住雙腳，以防止自己在劇痛中忍受不住而扳下腿來。

雖然法輪功強調心性修煉，並不以打坐多久作為層次高低的判斷標準，但是北京學員因敬法而忍苦的種種情狀，聽得練武術數十年的洪吉弘也自嘆弗如，「他們精進的心，坦白講我們都跟不上！」

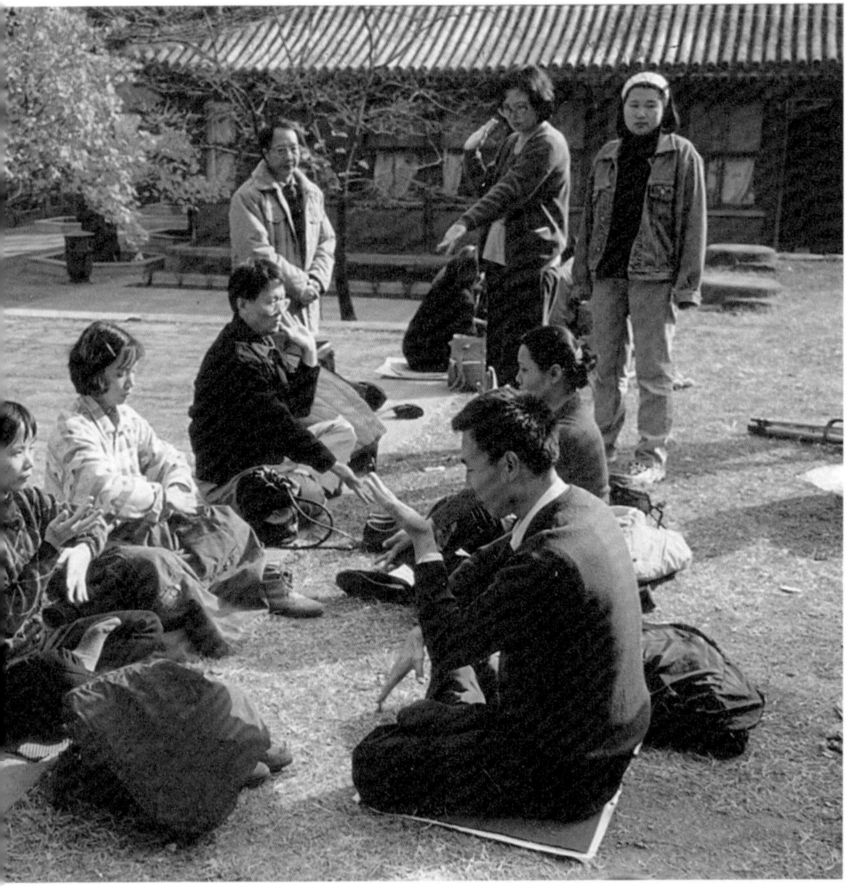

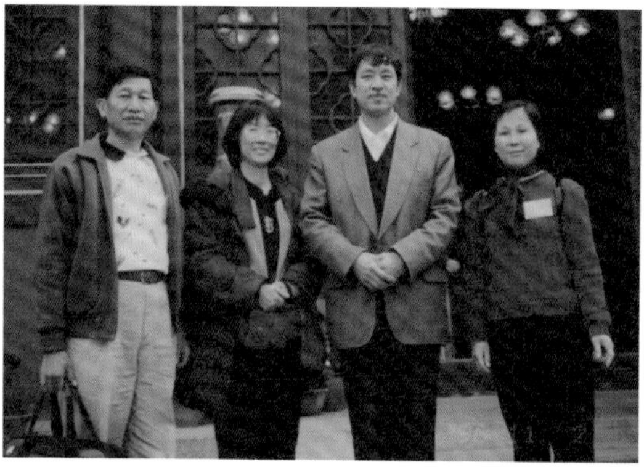

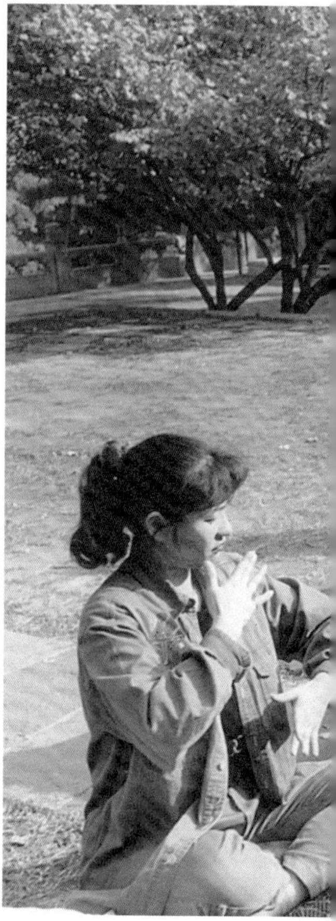

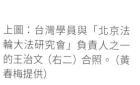

上圖：台灣學員與「北京法輪大法研究會」負責人之一的王治文（右二）合照。（黃春梅提供）

右圖：陳馨琳（左二）參加北京交流會，當地學員在公園面對面教台灣學員煉功。（陳馨琳提供）

法輪功的法理要求學員要做到「打不還手、罵不還口」，但在聽著北京學員分享自己在單位裡、在家庭中與社會上如何面對屈辱與不公時，才讓台灣學員真正意識到「真修」的狀態。陳馨琳回憶著那些令人難忘的事例，佩服地說：「他們真的是很嚴格按照『真、善、忍』要求自己，我聽起來都覺得匪夷所思的事情，他們全部都可以面對。」

當然這種「真修」狀態並不是單純的逆來順受。交流中，劉皇影聽著北京學員的修煉經歷，就像聽故事一樣，聽得津津有味。他發現「他們時時刻刻注意自己的那一顆心，哪一顆執著心起來了，想起老師在法上是怎麼說的，悟到了，意識到是要去的執著心……又意識到那個執著還有，再去掉它……這是一個完整修心性的過程。」

台視財務部組長黃小銘也參加了這次交流會，讓他「嚇一跳」的是大陸學員交流時不用看書，就能清楚說出在第幾頁的書裡是怎麼說的，熟悉法理的程度，震撼了當時還不了解學法重要性的台灣學員。劉皇影也因此了解了什麼是「在法上交流」。同時，對一直鬧不懂的「向內找」——修煉提升很關鍵的因素——大家也在這些交流中明白了、體會到了。

煉功人的風範

在一場會議開始前，一位中年男學員正靜靜的準備著茶水。明澈的眼神，恬靜的氣質，默默無語的將茶水一一端給在座的人——他是王治文。少數台灣學員參加李老師在新加坡佛學會成立典禮的講法時，曾看見老師名片上面寫著：「聯絡人王治文」。

「王治文是誰呢？」大家都禁不住好奇，不約而同地想著：能當李老師聯絡人，這可是非同凡響的身分啊！然而，那時大家都沒有意識到眼前這位低調準備著茶水的「普通人」，正是名片上那位「非同凡響」的聯絡人，也是當時「北京法輪大法研究會」負責人之一的王治文。

黃春梅記得，那時她有一個久思不得其解的問題想請教大陸學員，與會的一名美國學員告訴她：「妳去請教王治文，他法學得好。」

多年後，黃春梅已經忘了當初的問題，但她怎麼也忘不了王治文謙和的神態。黃春梅坦誠地說，由於層次相距懸殊，王治文的回答她根本聽不懂，而他仍耐心的與她交流了一、二十分鐘。當時，他柔軟的語氣與不慍不火的耐性，深深的印在她的腦海裡：「這麼一個善良、這麼和氣、和藹，那麼好的一個人。」

而為了這次北京行，讓日間上班，晚上還得協助許多法輪功同修的接洽與聯繫工作的廖曉嵐忙得不可開交。快負荷不了的他看見王治文就免不了抱怨一番。王治文靜靜聽完他的訴苦後，神情慈善的對他說：「你辛苦了！」

這大出廖曉嵐的意料。繁忙的王治文沒有與他「同病相憐」似的相濡以沫，也沒有以「過來人」的姿態指導他、承傳經驗。廖曉嵐覺得王治文在傾聽之中並沒有想到自己的處境與經驗，那一刻，他感覺到王治文是忘「我」，而只有對他人的理解與慈善。廖曉嵐說：「可以感覺到修煉人的慈悲。」

原本一心想玩的陳馨琳在這趟大陸交流行程中，真正體會到了什麼是法輪功修煉，什麼是修煉人的風範：「我才知道原來學法是要這樣學，對學員回答問題要這麼有耐心。又像是他們交流時會談到說，『這是我個人的心得，個人的認識』等等，我才明白什麼是對法的尊重與嚴謹。從他們的一言一行之中，我才知道什麼是修煉，什麼是修煉人的風範。」

李老師親臨講法

參加第一次北京行，學員的最大驚喜，莫過於親眼見到李老師。一九九五年李洪志老師即結束大陸傳法，開始到國外講法。因此，當時參與北京交流會的學員都以為身在國外的李老師，不可能與會。

在即將離開北京的前一天，那晚，大家正在飯店裡吃飯，坐在後方的台灣學員聽到如雷的掌聲逐漸從前方蔓延開來，台灣學員們疑惑的你看著我，我看著你，不久就看到李老師高大的身影走了進來。第一次見到李老師的陳馨琳當時激動得說不出話出來：「我印象中李老師在美國，沒想到老師會來。」

李老師走過抹著眼淚的洪吉弘身旁，親切的對他說：「我就知道你來了。」這是洪吉弘第二次見到李老師。

另一位與會的台視職員吳佩霞回憶，當時李老師帶著笑容走了進來，慢慢的一個一個的環視在場的學員，當看到吳佩霞時收起了笑容，看了她的左膝蓋幾秒鐘，然後才把目光移開，又恢復笑容，繼續看著在場的每位學員。

當時的吳佩霞，並不知道這意味著什麼，「怎麼李老師看到我就不笑了？」但當她回到台灣打坐時，原本別說「雙盤」或是「單盤」，就連「散盤」都非常吃力的僵硬雙腳，卻發出「嘎啦、嘎啦」的聲響往下落——兩腿可以盤上了。吳佩霞這才意識到那時李老師是在幫她淨化身體。

因坐骨神經痛導致無法行走，煉功後惡疾全消的劉皇影見到李

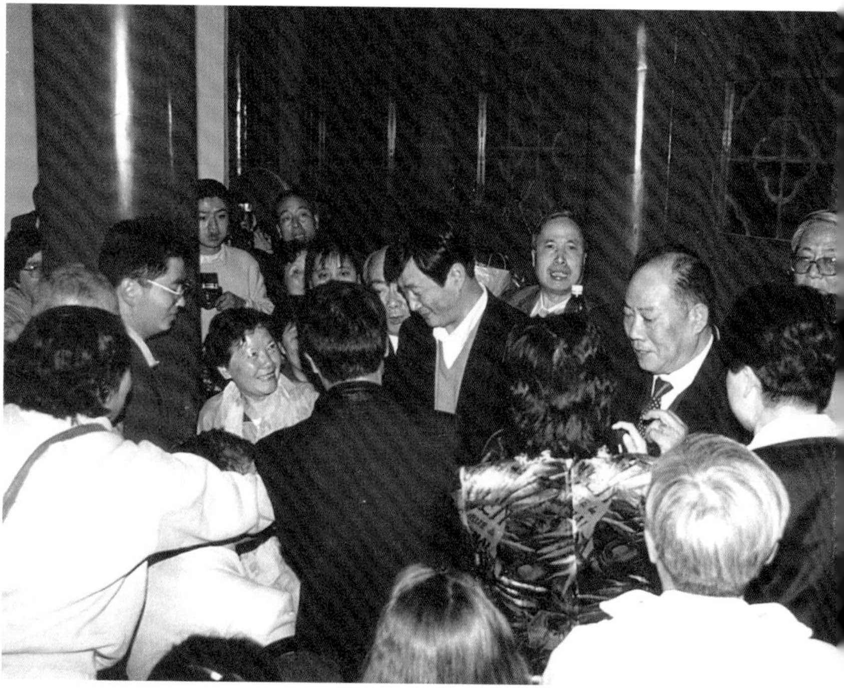

北京國際交流會最後一天，李洪志老師帶著笑容親臨會場。（黃春梅提供）

老師時，他不能自已的淚流滿面，心中升起的是無以言表的感恩之情：「師父啊，就是『亦師亦父』，像見到自己最親近的父親一樣，是最尊敬的，已經是難以言表的。」

當時台灣學員對法理的認識有限，「因為才修煉沒有多久，只知道，李老師那時候講得很高深。」陳馨琳說道。雖然對李老師當時所講的內容認識不深，但是台灣學員還是感到收穫豐碩。

「一直到北京國際交流會，李老師叮囑大家要多學法，再加上我們實際跟北京輔導員交流，才知道學法（反覆通讀指導修煉的《轉法輪》一書）其實是很重要的。」陳馨琳說。

長春之行開眼界

還有一個景象，也讓台灣學員難忘。

第三回到大陸交流，北京學員帶他們到李洪志老師的故鄉——長春。

劉皇影回憶，當他們一行人飛抵法輪功的發祥地長春市，搭上遊覽車前往飯店時，車行不久，看見一個大圓環，約有幾百人圍繞著圓環在煉功，前面還有人拉著橫幅。當時是下午四、五點。「這是你們特別安排來迎接我們的嗎？」台灣學員忍不住問。當地學員回答說這是他們的正常煉功時間，並非特意安排。沒多久，又看到幾百人的煉功點……一直到他們抵達飯店，沿途不只綠地、公園、廣場，連不是綠地的馬路邊上也都有法輪功學員的蹤跡。

第二天台灣學員也參與了清早五點開始的集體煉功。不過，當他們六點來到長春的人民廣場時，廣場上已站滿了人，台灣學員幾乎已找不到可以站立的地方，「從這頭看不到那一頭，我們估計長春市清晨煉功的就有上萬人。」洪吉弘說。

長春如此浩大的集體晨煉場景，讓台灣學員直呼：「真的開眼界了！」而在零下十幾度下著雪的戶外煉功，也讓亞熱帶生長的台灣學員覺得很震撼。在冰寒的天氣裡打顫著煉完功後，眉毛上、甚至連睫毛、鬍子都結冰了。

除了浩大的煉功場面，長春學員集體學法的情況，更是讓台灣學員咋舌不已。

當晚，他們到當地的一個集體學法點學法，那是一個長條形空屋，為了禮遇台灣學員，長春學員讓出屋裡中間有暖氣的地方，但由於擁擠，台灣學員只能一個個弓著身體坐在地板上，膝蓋碰著膝蓋的動彈不得。因為參與的人太多，靠牆處的學員只能像擠沙丁魚一般一個挨一個的站著，而擠不進來的人，就在屋外陽台站著一起學法。大陸東北的冬天非常寒冷，陽台上與距離暖氣遠的學員是冷得直打哆嗦，而坐在暖氣旁的學員則是熱得滿頭大汗。就這樣大家維持不動的狀態學法兩個小時。

參與集體學法的學員都背個小包包，將當時法輪功所有的七、八本書籍全帶在身上，誰也不會去問今天要讀什麼書。開始時，主持人拿著麥克風說：「我們今天來學《轉法輪》第一講，誰來背一背。」話聲甫落即刻就有四、五個人舉手說：「我來背。」背完，主持人說：「接下來？」話音一落，又有人舉起手高喊：「我來背。」背完，主持人又喊：「接下來！」「我背。」另外的學員舉手說。

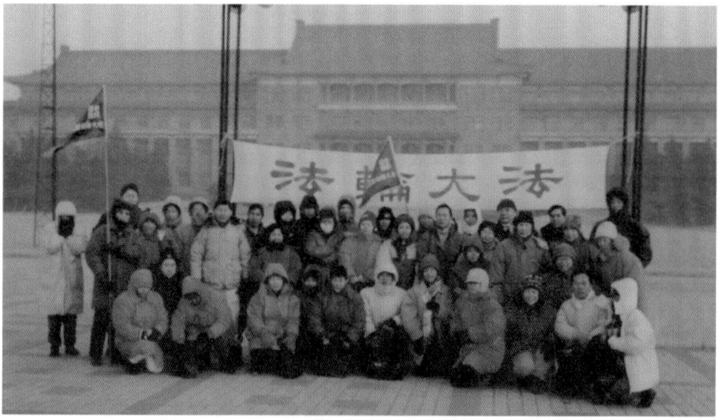

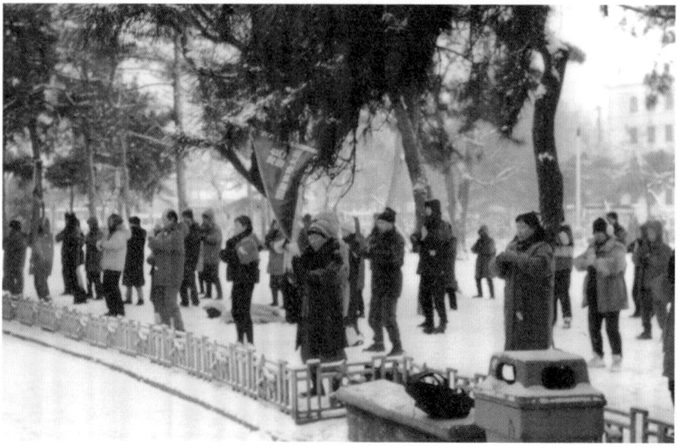

上圖：台灣學員參加長春的人民廣場晨煉，結束後集體合影留念。

下圖：台灣學員在長春零下十幾度的天氣煉功，是身處亞熱帶台灣學員未曾經歷的神奇經驗。

（洪吉弘提供）

就這樣，一個接一個的搶著背《轉法輪》。

「只要慢十分之一秒，就沒有你背的份，只要稍微猶豫一下，就已經有人接上背起書來了。一個人背一段，一個字都沒有讀錯！」洪吉弘神情佩服地回憶道。

後來在其他的學法點裡，也有人看見長春學員以毛筆恭謹的抄寫法輪大法經書，並工整的裝訂起來。珍重之心令人感動。

經過這樣親身參與大陸學員的學法、煉功與修煉交流之後，台灣學員更明白法輪功不只是煉功，更是修煉。除了學法修心，也體認到集體煉功以及集體學法的重要，回台後他們開始增設煉功點及學法點，而「九天學法煉功班」、集體交流等事項也同時在台灣逐步拓展開來。

大師來台

臨時的一場會議

一九九七年十一月十五日，劉皇影接起一通電話，電話裡通知他「今晚到台視十二樓開會」，會議內容與相關訊息在電話裡都沒有多說。劉皇影說：「常常開會，不過今天怎麼這麼神祕！」

走進十二樓會議室，劉皇影看見六、七名學員已經到來，沒多久又有數名學員加入，他正想問問今天的開會主題時，這時會議室的門又開了，大家抬頭一看，走進來的竟是李洪志老師。「大家真的驚呆了！」劉皇影與在場的學員都瞪大了眼，不約而同的起身致敬，李老師微笑的讓大家坐下，然後講法將近一個小時，最後並宣布隔天下午將為台灣學員講法，要大家回去通知所有認識的台灣學員。

「李老師到台灣，一定要通知我。」一位香港學員曾多次這樣叮囑洪吉弘的妹妹洪月秀。

原來，海外許多法輪功學員已經風聞李老師可能蒞臨台灣，不少人都準備屆時前來聆聽講法。也正因此，為了讓各地學員專心修煉，不要因旅程奔波而耽誤，李老師特別要求這次負責接待事宜的聶淑文不要公開行程。所以，包括台灣大部分學員事前都不知道李老師的到來。

李老師剛來台灣，這位香港學員就來電問洪月秀說：「李老師是不是到台灣了？」正當洪月秀納悶她怎麼會知道時，只聽對方說：「昨晚夢裡，我看見很多的神佛都往台灣上空聚集，我猜想：李老師到台灣了！」

台視的臨時會議結束後，大夥回到家已是深夜。劉皇影拿起電話簿，心裡想著：「這麼晚了打電話給人家，一定會挨罵！」但他轉念一想：「如果沒有通知到他，事後他也一定罵我。」於是他按著號碼一一撥打。就這樣，大夥在深夜分頭通知明天的講法活動。

住在花蓮的張震宇深夜接到洪吉弘的來電說：「有重要人物要來，你上來台北。」這通沒頭沒腦的電話，反倒讓他想起昨晚夢見自己在蘇花公路上開車，還載著人往台北趕的景象。他意識到那位「重要人物」可能就是李老師，於是立即連繫花蓮當地的學員、朋友，凌晨開車走蘇花公路到台北。

當深夜劉皇影結束聯繫後，他卻因為心情興奮而睡不著。而像他一樣興奮等待的人還有許多，其中包括台灣大學經濟系教授葉淑貞。

煉功不到一年，折磨葉淑貞二、三十年的頭痛，以及無法治癒的腸沾黏、糖尿病都已不藥而癒。如獲新生的她得知李老師來台講法的訊息，特別早早抵達講法會場——台北市「三興國小」。那天，她坐在禮堂的第一排，激動地等待著李老師的到來。

禮堂外，一輛從豐原駛來的遊覽車，滿載著台中的學員，以及廖雪霞連夜通知而來的那群求道之友。當天，李老師為大家連續講法約五個小時，講法結束後又讓學員發問。會場內有千餘名從台灣

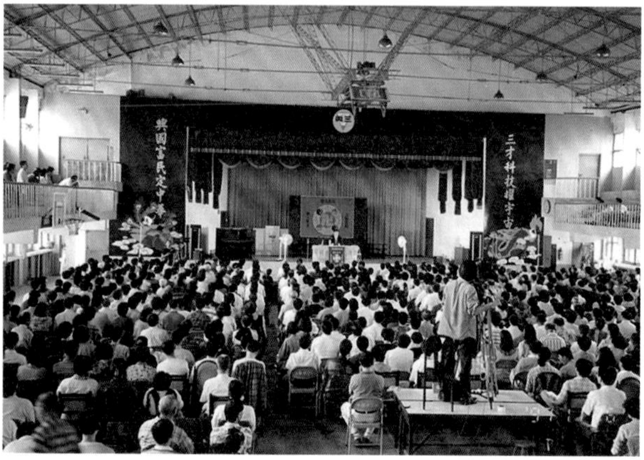

一九九七年十一月十六日李老師在台北三興國小針對社會大眾公開講法，會場一千多人。

各地趕來的聽眾，其中超過半數是尚未學煉、慕名前來的民眾。

陳馨琳記得李老師那天提到台灣人很講義氣，朋友之間重義氣，這是台灣人所特有的。當時台灣大都是新學員，更有為數不少還沒修煉的人，陳馨琳回憶道，所以當時提的問題非常的粗淺，然而，即便如此，李老師仍舊耐心的一一回答著各式各樣的問題。

有人提問，中國大陸的人得法和台灣人得法有什麼不一樣？李老師回答說，在大陸沒有神佛概念，所以較難得法，但一旦得法後卻很堅定不移；台灣人什麼宗教都接受，很容易得法，但也容易不專一。李老師當時並說以後大法在台灣會弘傳得很好。

講法結束後，李老師對聶淑文說：我就講一次法就行了。聶淑文當下心急：「好多南部的學員認為老師會到中部南部去，所以今天沒有北上來聽講法。」在她的懇求下，李老師同意到台中再進行一場講法。

學員們看見的李老師

在兩次的講法中，近兩千名的聽眾絕大部分是第一次親睹李老師的風範。

李老師衣著平實，深色西裝雖然已有點舊，但整理得平整乾淨，頭髮也梳理得很整齊。

在講法會場的休息室裡，一群人圍著李老師爭相索求簽名，甚至有些爭執。知名中醫師胡乃文看見李老師在紛擾的眾人中，一直微笑著，沒有講一句話。「我就覺得要向這樣有修養的人學習，看

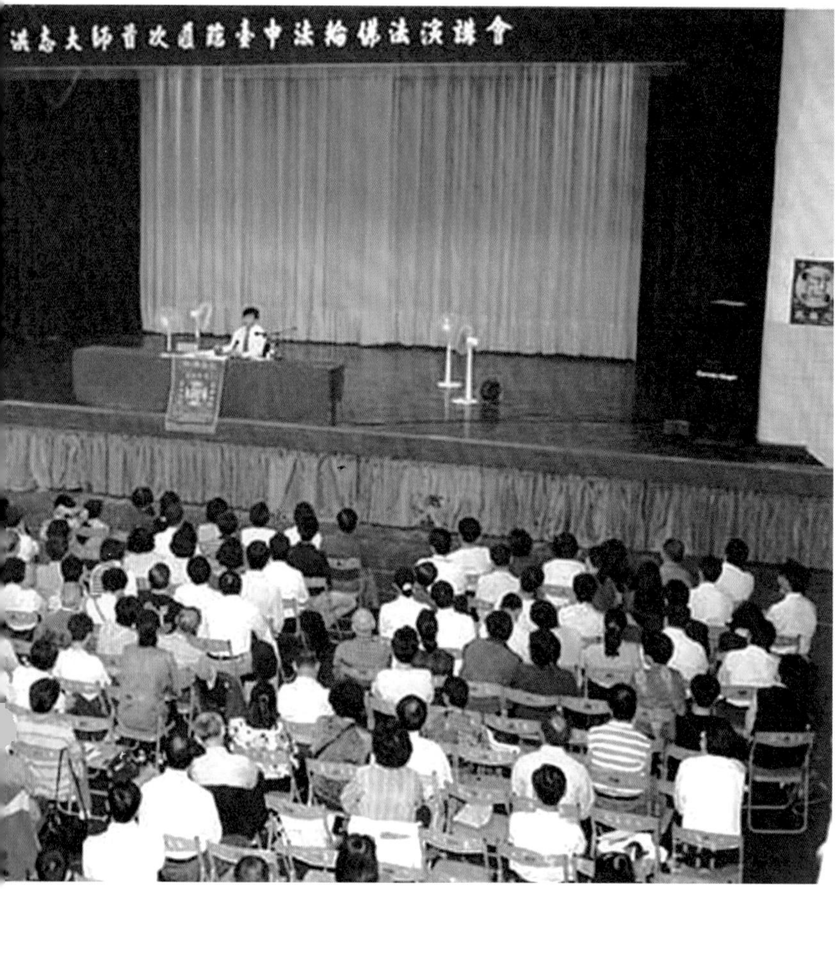
洪志大師首次蒞臨臺中法輪佛法演講會

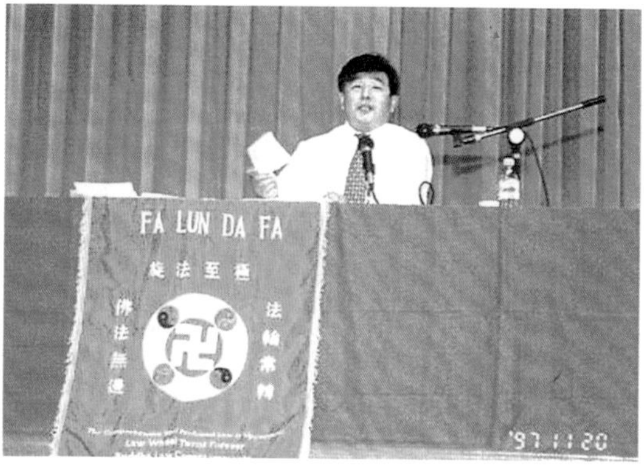

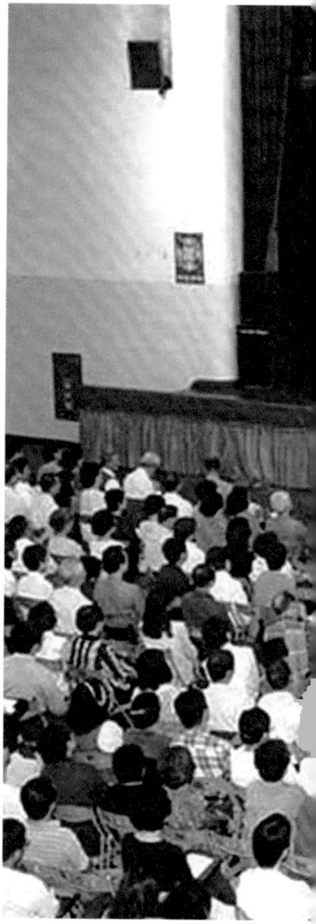

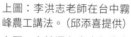

上圖：李洪志老師在台中霧峰農工講法。(邱添喜提供)

右圖：由於還有中南部許多學員沒聽到李洪志老師在台灣的講法。十一月二十日在台中霧峰農工又增加了一場講法。

著就能讓人心生歡喜。」於是，還沒修煉的他自此決定修煉。

負責安排台中講法場地的邱添喜，體會最深的是李老師沒有「架子」。曾拜師練氣功多年的他，所接觸到的知名氣功師總是高高在上，「但李老師看到學員都是笑瞇瞇的，很慈祥、和藹。」而且，李老師準時講法，不會讓聽眾等待。

這場台中講法從下午一點到七點，中間只休息一會兒，李老師連水都沒喝。講法結束後，許多人圍繞著李老師，有要問問題的，也有想與李老師握手，當時邱添喜心裡有些急了，「我想李老師已經講這麼久了，應該要休息吃飯了，可是我看到老師非常有耐心，不厭其煩地微笑著一一回答，也一一與學員握手。」

而最令劉皇影難忘的是，在三興國小講法結束後，當他協助收拾會場而站在講台中央時，才發現兩旁為攝影而架設的投射燈，直射的燈光強烈到讓他睜不開眼，他立即想到李老師竟在這兒講法五個小時……

造訪兩個地方

這次李老師來台後，除了講法，只想造訪兩個地方：台北故宮及日月潭。

十一月十七日，李洪志老師與幾位學員來到台灣故宮博物院。洪吉弘急忙申請導覽員為大家解說。不過，李老師沒等解說員到來，已逕自領著學員參觀。

大家從故宮三樓一層一層往下參觀，李老師如數家珍的為學員講解每一件文物的由來、使用方法、當初製造的過程及如何欣賞它的美……等等。學員們個個聽得津津有味，洪吉弘說，經由李老師講解大家才懂得了怎麼欣賞這些古物。他還記得當時有一根連故宮文物專家都不知道來歷的金黃色骨頭，李老師告訴大家那是龍骨。他說：「李老師還教學員們用『天目』看它微觀粒子，就是那個龍的形象。」

儘管之前大家對李老師都已經無比崇敬，而跟隨著李老師遊覽故宮後，更擴大了學員們的崇敬之情，大家更清晰而具體的感受到李老師的不凡。洪吉弘當時就覺得：「老師知道一切，對天地間的事物，對每件歷史文物的來龍去脈都瞭若指掌！」

隔天，李老師往日月潭出發，一位隨同李老師來台的學員與洪吉弘夫婦共三人陪同。洪吉弘負責開車。洪吉弘回憶：「李老師再三提到要去日月潭，當時我想，李老師難得來台灣，此行一定要好好的帶老師遊覽台灣。」所以，他徵得同意後，安排從東部到墾丁，再從高雄前往日月潭。

途經宜蘭，他們去了已移居宜蘭的鄭文煌夫婦家。當他們抵達鄭家，李老師看見牆上掛著鄭文煌夫婦兩度參加李老師大陸講法學習班的照片，就一幅幅地看了起來，並說道：「三年多了！」之後，李老師與何來琴夫婦話家常一個多小時，還問他們夫妻倆在台灣弘法的情況。何來琴回憶，當時弘法用的橫幅都是由她女兒手工縫製、手寫，她請教李老師這樣的作法是否合適？她說：「老師告訴我，照這樣做下去。」李老師還特別提到，以後會有很多「老師」來向何來琴學功。何來琴心裡納悶著：我學歷這麼低，認識的人也少，怎會有很多老師來找我學呢？但日後，果然許多大學教授都來向他們學煉法輪功。

告別鄭家，洪吉弘驅車前往花蓮，但在蘇花公路途中，洪吉弘發現油箱已沒什麼油了，他深怕自己誤事，內心緊張了起來。幸好，不久就看見一個村莊，洪吉弘趕緊繞進村子，但是在村子裡怎麼找都沒看見加油站，他急忙的問了路人：「請問你們的加油站在哪裡？」

「我們這裡沒有加油站，任何一台車只要在宜蘭加滿油都可以到花蓮。」洪吉弘一聽，心涼了半截。

此時，他從後視鏡看見李老師閉眼不語，一會兒後，油表上的指針竟慢慢的回升了，這讓洪吉弘驚奇不已，他馬上示意妻子，妻子看後也露出驚訝的神情。就這樣，他們順利地開到花蓮。

當夜他們計畫投宿於洪吉弘所任職集團旗下的飯店。進了飯店，洪吉弘拿出信用卡交給櫃台，但站在洪吉弘身後的李老師沒等櫃台人員接下，就直接拿走卡片。李老師笑著說：「信用卡先保管在我這兒，明天再還給你。」然後，李老師付了住宿費。

隔天，洪吉弘非常懊惱：在自己的「地盤」都還讓李老師付帳！快到台東時，他心想著，今晚無論如何不能再讓李老師付帳，而且還要請李老師「吃大餐」來彌補。洪吉弘就這樣盤算著。這時卻聽見李老師說：「停車。」洪吉弘聞言停下車來，但卻一臉狐疑：「停車要做什麼？」

「吃飯。」

洪吉弘看看周圍，「可這裡沒有餐廳啊！」他心想。只見李老師逕自往前走，大家跟隨其後，走到一戶人家門前，打開大門，原來這裡竟是一間自助餐廳。這間沒有招牌毫不起眼的家庭式餐廳，只有簡易的陳設，且只供應簡單的幾道菜。洪吉弘說：「還是由李老師出錢。」

事實上，李老師七日訪台之行，舉凡機票、住宿費等旅費開銷，李老師一律自行負擔。負責接待的聶淑文說，原本計畫由台灣學員

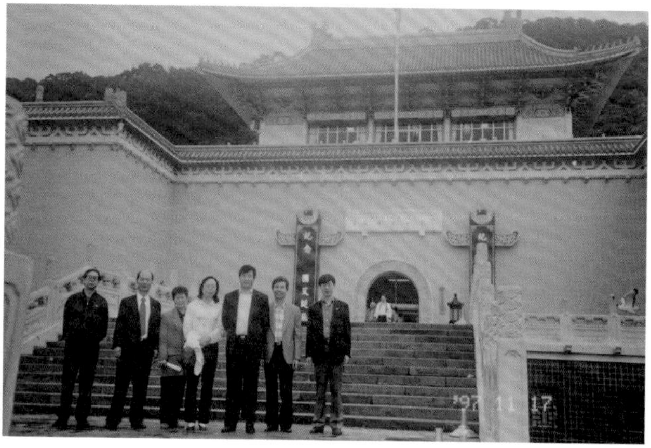

李洪志老師於十七日上午用過早餐後，即前往故宮博物院參觀，結束後與前往參觀的幾位同行學員合照。（吳盛枝提供）

負擔李老師的住宿費，「李老師自己的生活非常簡樸，即便生活並不寬裕，也不願給學員增加任何麻煩，所以老師來台灣的一切吃住費用都自己負擔。」在大陸參加多次學習班的她還提到：李老師在大陸傳功講法五十多個班，每次辦班都是由他自費，每次帶著一、二箱的方便麵維持生活。「有一位學員每場都跟著老師出門，因為老師吃方便麵，他也只好跟著吃方便麵，他現在看到方便麵都會頭昏。」

這趟旅程中，心有所感的洪吉弘鄭重地對著李老師說：

「李老師，從現在開始，我要改口稱您為『師父』。」

抵達日月潭

一路上，洪吉弘盡可能地為李老師導覽台灣美景，從台東到墾丁、高雄、嘉義直到日月潭，每到觀光景點，他都熱情的請老師下車拍照。有一次，李老師笑著對他說：「你到底又要帶我去哪裡？」

當一行人抵達日月潭時已是半夜，進房前，李老師特別交代大家，隔天早晨七點前，不要打擾他。

隔日早上用餐過後，洪吉弘對李老師說：「我帶您參觀日月潭的文武廟。」而這個提議讓李老師否決了。

「那麼，去邵族文化村？那裡有原住民的文化。」

「不用。」

「那帶您繞湖一圈？」……「半圈？」洪吉弘心裡開始疑惑起來。

「不要。我們走！」李老師回答。

洪吉弘心想，到日月潭都已經半夜了，李老師連湖都沒看一眼，這麼千里迢迢的趕到這裡是為什麼？

可能是知道洪吉弘的困惑，李老師說道：「日月潭裡這個神，本來是不錯的一個神，但因開發過度，驚動到祂。」

這段話更是讓洪吉弘丈二金剛摸不著頭腦，但當時的他也沒多問。

多年後，在一次機緣中，洪吉弘將這個放在心裡的困惑，再次向李老師提問了：「師父您當年到台灣，每天都說要去日月潭，結果到日月潭以後，卻連看都沒看就走了。」洪吉弘說：「李老師回答我：日月潭的存在與否，牽扯到整個台灣的生命鏈。」

對於這個不算明確的回答，已修煉多年的洪吉弘這次卻有了理解。他有點惱悔的回憶著說，那時他完全不明白李老師趕赴日月潭化險為夷的心情。

就在他們離開日月潭前，洪吉弘的妻子得到李老師一張親筆手寫的紙條，紙條上是一首詩，這首詩後來收錄在《洪吟》一書中：

〈遊日月潭〉

一潭明湖水

煙霞映幾輝

身在亂世中

難得獨自美

李老師到台灣講法，讓原本互不相識的台灣法輪功學員首次相聚，彼此認識，而李老師的言行也讓學員仿效，外加三次前往大陸的交流，學員們更加明白大法的珍貴與弘傳機緣的難得。一九九八年起，台灣法輪功學員逐漸進入一段平穩的修煉狀態，從當時到一九九九年七月，學煉的人數快速激增到近萬人，短短一年多，呈現數十倍的增長。

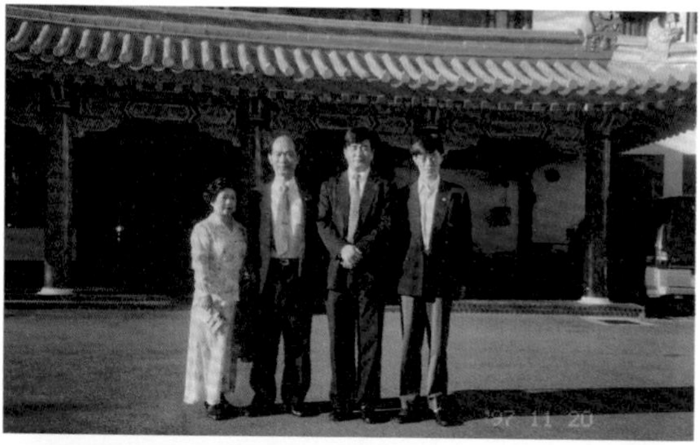

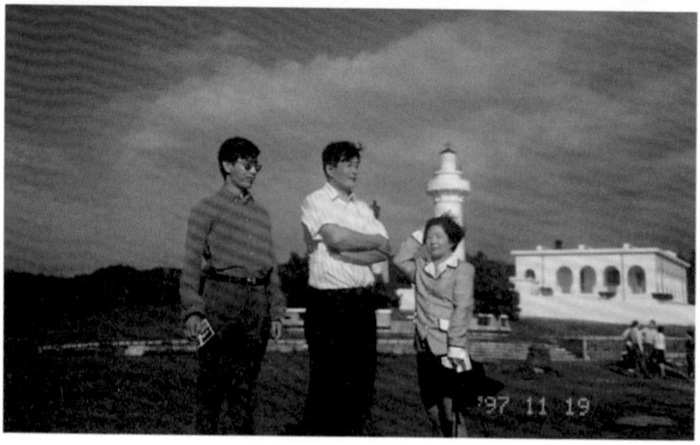

上圖：一行人抵達日月潭已是半夜，隔天早上離開前，李洪志老師在住宿飯店門口留影。

下圖：從東部到墾丁，再從高雄前往日月潭。李洪志老師站在台灣最南端鵝卵鼻燈塔前，眺望遠方若有所思。

（洪吉弘提供）

授權出版《轉法輪》

一九九四年十二月，《轉法輪》在大陸由中國廣播電視出版社出版。此書是李洪志先生依據在大陸學習班講法的錄音內容整理而成，共有九講，內容為通俗的白話文體裁。《轉法輪》是李洪志大師指導法輪功弟子修煉的專著，是講解法輪功（法輪大法）修煉原則、指導學煉者提高的根本大法。一九九六年一月，此書名列北京市暢銷書排行榜，一九九七年再度登上中國十大暢銷書之一。

當年居住北京、後來定居日本的法輪功學員回憶說：「大陸書店經常缺書，要買書還得等呢！」一名旅居美國的法輪功學員則回憶：「當時常有人買大量的書，一車一車地拉到鄉村去弘法。」

對台灣學員來說，初期只注重煉功，經過三次到北京參加交流會，以及李老師來台講法後，這才明白了修煉長功的關鍵是修心性，大家才開始重視閱讀指導修煉心性的《轉法輪》。

黃小銘說：「我們剛開始不重視學法，可是當我參加大陸交流會時，看到幾乎每位大陸學員都會背《轉法輪》，我想，差距怎麼這麼大！」於是，回台後的他也開始「書」不離身。

廖曉嵐也是參加大陸交流會後，花了半年的時間，背下一整本《轉法輪》。當他背完的那一刻，「我心裡很感動。我知道，是大法改變了我，使我在亂世中不再往下沉淪……」

學員日漸重視學法，再加上台灣學煉的人數日漸增多，《轉法輪》在台灣也出現供不應求的情況。

一九九六年初，鄭文煌因缺書向北京中國法輪功研究會求援，後來北京寄來一百本《轉法輪》。同年底，經北京同意，將大陸帶回的簡體版《轉法輪》，由台灣學員在電腦上一字一句打成正體字後，再交由印刷廠印製。然而，這批書並不能滿足日益增多的學員需求。後來，台灣又從大陸或香港進口《轉法輪》，但是，這不僅運費昂貴，大陸印製的簡體字版本，台灣學員閱讀上也倍感吃力。同時，進口量依然不足。所以，當一九九七年底獲得首肯，可以正式出版《轉法輪》時，台灣學員欣喜不已。於是，學員們開始積極尋找合作的出版社。

尋找出版社

這天，黃小銘與洪吉弘等一行五、六人，來到位於台北市重慶北路的益群書店。這間成立於一九七〇年的書店，外觀看起來並不起眼，但它不僅是一間書店，也是出版社兼通路商。

這並不是黃小銘等人連日來拜訪的第一家出版社。為了洽談在台灣出版《轉法輪》，他們已經碰了幾個「軟釘子」。在這次的拜訪結束前，他們送給書店老闆劉英富一本《轉法輪》，希望他能抽空閱讀，幾天後再來洽談出版的合作事宜。

第二次拜訪時，在劉英富的辦公室裡，已讀過一遍《轉法輪》的他說道：「這本書很好，如果能夠照書上『真善忍』去做的話，那真是好人一個。但對台灣出版界而言，宗教類書籍大多免費贈送，若要出版、上市上架，市場恐怕不大。」在商言商，他誠實的對大家說：「書很好，但我不知道出版後市場在哪裡、銷售量如何。」

另外，在出版界一般會獲得作者五年甚至七年的出版授權，但李洪志先生只授權了一年。劉英富說明道：「一般書籍的出版流程，光是排版、校對、印刷就需費時兩、三個月，再加上發行，往往都已過了半年。只授權一年，這時間實在太短，在業界是從未有過的例子，現實中也難以運行。」

不過，李洪志先生對版稅卻毫無要求，言明只要按市場最低行情即可，甚至可以不要版稅。劉英富判斷：「作者的目的不是為了賺錢啊！」他分析說：「因為他簽給我們，如果我們做不好的話，影響書的發展，他可以在一年後終止授權。」經他這一分析，在場的學員也才明白，之前碰的「軟釘子」，「授權時間太短」是主要原因之一。

劉英富說完，現場一片緘默。這時，一名學員突然說：「我們找了那麼多出版社，都沒有告訴我們拒絕的原因，我覺得您很坦誠，是個很誠懇的人，我想您可以幫忙吧？把這件事情做好的話，是功德無量的！」

「功德無量！」劉英富回憶說，這四個字當時就讓他震了一下，原本「談出版、做生意」的事情就變了，他當即接口說道：「既然出版《轉法輪》這本書是功德無量的話，那麼就不再談細節啦，你們想要怎麼做告訴我，我就來把它做好。」

一九九八年五月五日，益群書店正式取得授權。一九九八年六月初版，發行兩千本《轉法輪》。

黃小銘回憶，「當時劉老闆認為是做善事、是捧場，他想，就算是滯銷也只是賠個幾萬元。」然而《轉法輪》一發行就熱銷，兩千本上架後一個月就賣完，這讓在出版界數十年的劉英富大感意外，「通常一本書一刷兩千本，賣一年都擔心賣不完。而《轉法輪》一年內就印了五次。」而且從第五次印刷後，劉英富將每次的印刷量改為三千本，甚至是六千本。對目前處於市場萎縮的出版界而言，

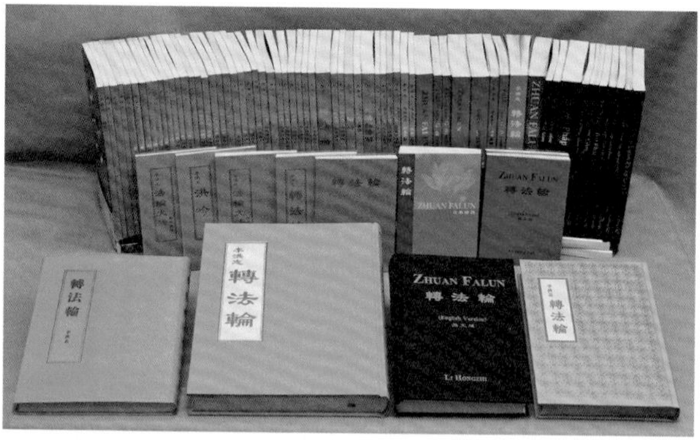

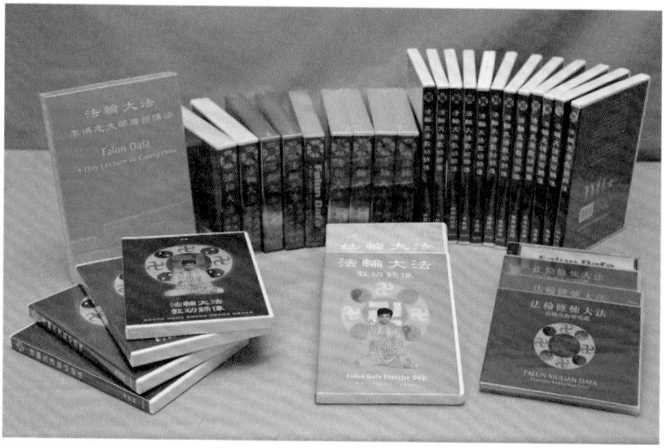

在「功德無量」這四個字的感召之下，益群出版了法輪大法系列書籍。除了出版書籍，益群書店也出版了法輪大法的影音系列產品。（益群書籍提供）

《轉法輪》長期熱銷的態勢，可說是一枝獨秀，銷售量一直持續成長，而且越來越多。

劉英富說，全台幾乎所有的大型連鎖書店或是一般的書店都有販售《轉法輪》及法輪功相關書籍，即使鄉間的小書店也可以找到。

出版有益人群的書

自從《轉法輪》出版後，每天總有不少人專程到書店買書，劉英富也因此常常被問，「看過《轉法輪》了沒？」「煉功了嗎？」

一天，一名婦人結帳後站在櫃台前望著劉英富，他知道自己又要被問，「老闆，有沒有看書啊？」

「我看過一遍啊。」

「你有沒有修煉啊？」婦人再問。

「沒有。」

「我知道了！」婦人突兀的說：「你是『好人』中的『傻瓜』。」

劉英富愣了一下，之後，他不禁莞爾笑了起來：「請教妳怎麼看我像傻瓜的？」

「這麼好的寶書都交給你印了，你還不懂得修煉，那你不是『傻瓜』，是什麼？」婦人又接著說：「你必須得是一個『好人』，人家才會找上你啊！」

聽完，劉英富心裡大大的震了一下，「我真的錯過了一本好書嗎？有機會，一定要再看一次《轉法輪》。」

又有一天，劉英富遇到了一位一次買了十幾本《轉法輪》的男士。他問這位男士：「請問你一次買這麼多本書要做什麼？」

「我學了十多種氣功，花了很多錢，直到讀過這本書，才知道這本書是最好的。所以我買這麼多，要送給以前練氣功的朋友，讓他們也來學。」這位先生回道。

男子走後不久，又拎著一袋東西回來，「老闆，這個是李老師濟南講法錄音帶，很珍貴的，我想你很忙，可以利用開車的時候聽。」劉英富謝過男子。後來，這些錄音帶果真讓劉英富走入修煉。

出版有益人群的書，是劉英富最初從事出版的初衷，書店也因此取名「益群」。經過大半輩子，出版過一千多種書的劉英富說：「《轉法輪》這本書，真的是寶！」「我一直想出版有益人群的書，現在真的在做了。」

目前，益群書店獲得全部法輪功相關書籍以及影像與語音的授權。而《轉法輪》以及其他相關書籍共四十五本，已被譯成四十多種語言，在一百多個國家、地區流傳。

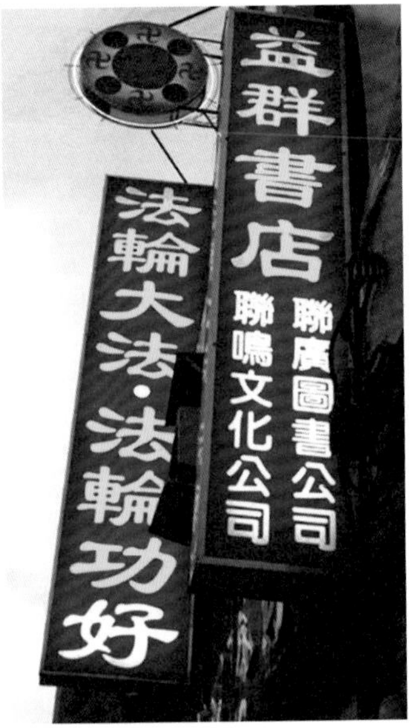

出版有益人群書籍的益群書店，在夜幕低垂時，顏色鮮亮的招牌屹立在台北街頭，讓買書的人很容易找到。

第一個團體學煉的單位：台視

個性熱心、海派的洪吉弘煉功後，積極的向周遭親友推薦法輪功。

一天，洪吉弘巧遇鄰居、台灣電視公司（台視）行政部主管張繼正。按照往例，洪吉弘又開始介紹起了法輪功祛病健身的功效，接著洪吉弘提議：「張先生，這樣好了，我們到台視去開班如何？」原來，受大陸氣功熱影響，台視內部也掀起了氣功熱潮，每兩三個月，就會邀請氣功師為員工開班授課。了解到學煉法輪功完全免費，張繼正當即答應安排開班事宜。

一九九六年八月，洪吉弘與早期得法的老學員於台視員工午休時間，在台視頂樓的會議室舉辦九天班，約有三十多名台視員工參加。因為煉功效果良好，在辦公室之間引發話題，應大家要求，在十一月又舉辦了一次九天學法煉功班。

過去，法輪功在台灣多數是個人學煉，進而帶動親朋好友一起學，而台視成為台灣第一個以團體學煉法輪功的單位。因這些媒體專業人才的投入，使得當時法輪功教功錄影帶、李老師講法錄音及錄影帶的影音品質得到很大的提升；他們又與聶淑文配合，協助早期弘傳過程中大量的行政聯繫工作。而當大陸發生對法輪功迫害的初期，台視學員又策劃製播了系列法輪功學員修煉故事的影片，並且在二〇〇一年「新唐人電視台」成立過程中，起到相當程度的協助作用。

因緣際會 從北京帶回《轉法輪》

任職於台視工程部的吳盛枝參加了第一場的九天學法煉功班。當時的他，正為治療長在右眼球後方拇指粗般的腫瘤，台灣、北京兩邊奔波。因為台灣的醫師告訴他，要治療這個腫瘤就得開刀剖開腦袋，然後在眼球後方的骨頭上鑽孔，再經由小孔取出腫瘤。而且，開刀成功率僅百分之五十。吳盛枝說：「聽起來就很可怕，更不用想真的去開刀了。」於是，放棄開刀的吳盛枝，每一、兩個月就與妻子帶著美金，到北京找特異功能人士治病。

參加九天班後，吳盛枝初期僅只偶爾煉法輪功，依然經常的前往北京治病。當時因台灣學煉法輪功人數日漸增多，而從大陸或香港寄來《轉法輪》運費十分昂貴，所以台北學員就請託吳盛枝從北京趁便帶回《轉法輪》書籍。

於是，每次赴大陸治病時，吳盛枝跟妻子將隨身物品背在身上，然後帶著四個行李箱，再裝回滿滿的《轉法輪》一書。夫妻倆也因此結識了前來送書的北京學員。經北京學員不斷的鼓勵，回到台灣的吳盛枝心想，花了大把美金換回的草藥，幾乎毫無功效，於是他也漸漸開始認真煉功。

專心修煉一段時間後，吳盛枝發現自己不再因腫瘤而頭痛，右眼也能看見東西了。後來他到醫院做例行檢查，腫瘤竟不翼而飛，讓醫生大吃一驚。受此影響，吳盛枝的妻子也開始一起煉功。

擁有衛星專業技術的吳盛枝，在後來北美及台灣成立新唐人電視台時，提供了許多專業的諮詢與協助。

不同的修煉機緣

有別於健身奇效，台視財務部組長黃小銘與節目部主控導播盧曉原，則是深受李老師的講法所吸引。

當時正遭受失眠所苦的黃小銘，每晚幾乎無法入睡，相當清瘦；而盧曉原則受關節炎所苦，他倆為了健康，接觸過不少門派的氣功。當看到電梯、公布欄張貼的九天班訊息，他們就報了名。

第一天中午，黃小銘看著李老師講法錄影帶，內心隨之激盪，「竟然有人講法！我以前練的氣功，都沒有教心法。」多年來，黃小銘大量閱讀關於氣功與修煉的書籍，但越讀疑惑越多，越覺得迷惘。李老師的講法無疑是為他「破疑」，「李老師講了宇宙觀，也告訴你，你是誰，你的生命來源，都講得很清楚！」

盧曉原則說：「我學過很多東西，佛啊、道啊、魔啊、妖啊，什麼都學，可是都沒有心法。」而李老師講法中提到生病是業力的問題，觸動他最深。

黃小銘與盧曉原均為健康而參加學習班，也都因法理而決定修煉。沒有祛病健身需求，對氣功不感興趣，更沒想修煉的陳馨琳又是另一種因緣。

任職於總經理室的她，在同事極力的邀請下，不好意思拒絕，就「捧場」去了。

事實上，陳馨琳當時正處於人生莫大的關卡中，無心於外界許多事務：與她結褵十年的丈夫外遇了，而一個月前剛產下男嬰的第三者還經常打電話來，不斷的騷擾，試圖逼退她；更慘的是，婆婆還經常冷言冷語的對待她這位已經生有兩個女孩的媳婦。深受打擊，抑鬱得難以入眠的她，整個人變得又瘦又黃，臉上總掛著大大的黑眼圈。她形容當時的自己「就像行屍走肉」。

那天看完講法錄影帶後，大家開始學習煉功動作。來「捧場」

的她也跟著隨意抬起雙手，比畫著第二套功法的動作。

「當晚我就睡著了，而且還做一個很美妙的夢，夢裡沒有任何煩惱。」

陳馨琳相當激動，隔天再去學煉。毫不意外，回家後仍有個安適的舒眠。這下，她決定好好的學功，好好的聽李老師講法。

「『真、善、忍』的法理，深深打動我的心，讓我明白了生命的意義。然後我了解了一些因緣關係……」一直盤據她心頭的憤恨與不平，也一天天的消弭，沒多久她對婆婆說：我可以好好照顧這位第三者所生的男孩。

一年後，當先生決定與第三者結婚，陳馨琳無怨、無恨的平和簽字離婚。後來前夫告訴他們的女兒說：「妳媽媽很善良，非常能夠忍耐，她真是個好人。」

節目部導播張瓊文的修煉機緣又不一樣。愛上健身房鍛鍊的她在第一次煉功時發現，第一套功法裡簡單的「抻」動作，竟比健身房的辛苦鍛鍊更「有感」，於是她從「煉功」再成為修煉人。而後，在系列法輪功學員故事影片的製作過程，她發揮了很大的作用。

很長一段時間內，在電視台內部都有固定時間的煉功點，便利而穩定的學法煉功環境讓每一個學煉者獲益良多，但台視煉功點只有內部人員可以參加，為了讓更多有緣人也一起受益，大家在公司附近的敦化公園又成立一個煉功點。

最早認識法輪功的校園：台大

最早認識法輪功的校園是台灣首屆一指的最高學府——國立台灣大學。它不僅是早期最多教授學煉法輪功的大學，也是最早成立學生法輪功社團的大學。而台灣法輪大法學會成立後，截至目前為止的兩任理事長均由台大教授擔任，對法輪功在台灣的弘傳有著重要的作用。

台大第一位修煉大法的教授

法輪功出現在台大校園，這得從經濟系教授葉淑貞說起。

一九九六年，是葉淑貞由副教授升任經濟系教授的一年，卻也是她健康狀況處於最谷底的一年。

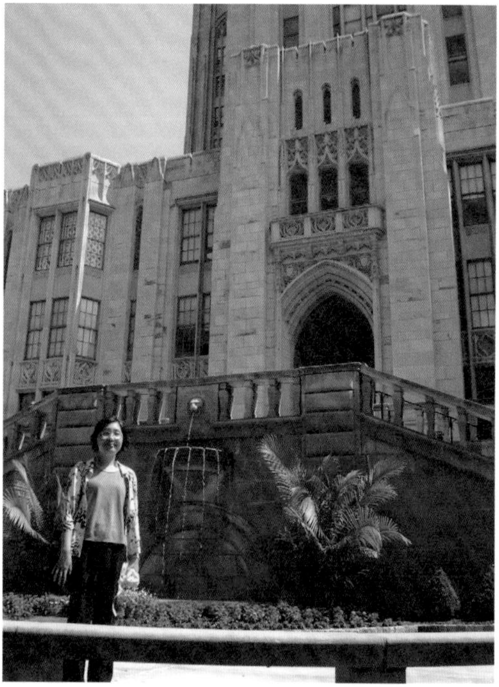

原本身體羸弱的葉淑貞，修煉法輪大法後脫胎換骨。圖為二〇一二年回母校美國匹茲堡大學，在歷史最悠久的建築物 Cathedral of Learning. 前留影。（葉淑貞提供）

性急又求好心切的葉淑貞，做事總是百分百地投入，即使日常生活也難以放鬆，講電話時，往往雙手不自覺地緊握話筒，掛上電話，才發現耳朵與手都十分疼痛。

一九九一年，當她與丈夫自美國學成回台時，身體已大不如前。不時的頭痛，再加上糖尿病、腸沾黏、胃病以及生小孩坐月子落下的腰酸背痛，睡到半夜想要翻個身子，都得仰賴丈夫從背後推一把，「真是痛不欲生。」

回台後到醫院求診，醫生卻一再警告她，必須中斷工作，「妳的身體不能再操勞，不能再工作，妳得請假。」但這對葉淑貞是難以實現的要求。「我請假五年去美國，才剛回來工作，馬上又要請假？不可能！」她的心情跌到谷底。

她悲觀的問醫生：「我能活到女兒二十歲嗎？」她希望自己至少能教養女兒成年。而醫生沒有明確回答她這個問題。那時，她的女兒才八歲。

葉淑貞有位忘年之交李瑋，她是丈夫指導教授的妻子，也是一位氣功愛好者。李瑋學氣功頗有心得，能感受到「氣動」，她常常向葉淑貞分享練功的心得，也大力推薦她練氣功健身。

她推薦的氣功分有「初級、中級、高級班」，一家三口學費高達十五萬台幣。盛情難卻的葉淑貞全家姑且一試。一開始有點效果，久了就無效了。

一天葉淑貞在陸委會上班的丈夫，看到單位裡一本來自中國的雜誌裡，有篇文章是大陸學者介紹法輪功，「那位大陸學者說，一般氣功練『氣』，法輪功是煉『功』。」她先生覺得很特別，影印後拿回家給葉淑貞看，她又轉寄給李瑋徵詢意見。

李瑋收到後，覺得法輪功非同尋常，開始試著以各種途徑聯繫這名大陸學者，並在台灣不斷打探教功的消息。

一九九六年十一月中旬，葉淑貞接到李瑋的電話。因糖尿病惡化，每天需自行施打兩次胰島素的她，身心壓力似乎已到極限。對著好友哭訴的葉淑貞聽到李瑋說：「妳有救了，我找到法輪功了。」原來李瑋好不容易在台灣找到法輪功，並已經煉了幾個月，確認是好的功法後，才推薦給葉淑貞。她告訴葉淑貞，十一月十七日在師大體育館有一場法輪功心得交流，要葉淑貞務必參加。

這是台灣學員第一次赴大陸交流回來後所舉辦的交流會。在交流會上，葉淑貞仔細聆聽法輪功學員的修煉心得，「他要求修心性在先，煉功在後。」這讓她感到法輪功與一般氣功似乎大不相同。回家之後，葉淑貞讀了《精進要旨》，之後又讀《轉法輪》。

她先是發現，法輪功可以「獨修」，可以在家自行煉功，這對於教學與學術研究都十分忙碌的她，再合適不過了。另外，她又從書中得知，李洪志老師不要求拜師，也不收學費，「不用拜師，所以師父不求名；不用繳學費，所以不求利。我覺得凡是會騙人的，一定不是為了名，就是為了利。那不求名、不求利，一定不會騙人。」葉淑貞這樣想著。

學社會科學的葉淑貞，注重理論推理，當她閱讀《轉法輪》時免不了抱持學者嚴謹的心態，她發現：「書上邏輯性很強，而且都是一致的。」

另外這也是一本一般人看得懂的書。她說：「以前我因為身體不好，所以人家就送我《金剛經》，我看了半天就是看不懂。我一開始接觸《轉法輪》，我就覺得這是一本讓人讀得懂的書。」

煉功、看書，不知不覺中，葉淑貞在很短的時間內，各種病痛消失了，不再因腸沾黏而痛得在地上打滾，甚至不再需要顧忌飲食，葉淑貞如獲新生。日夜趕稿也依然精神奕奕的她，後來還出了兩本學術著作，這些都是過去體弱多病時不敢想望的事情。

一九九九年春，北京「四．二五」萬名法輪功學員和平上訪事件發生後，葉淑貞的故事出現在台灣媒體的報導中，許多人因此認識了法輪功。

教授之間傳遞寶書

煉功後的葉淑貞只要有機會，一定向他人介紹法輪功。一天她帶著耳機聽李洪志老師的講法錄音帶，她所指導的一位碩士班學生樊家忠好奇的問：「老師，您聽什麼？」

「我在聽一個很棒的東西。」拿下耳機，葉淑貞向樊家忠介紹法輪功。後來他也成為修煉人。

幾個月後，葉淑貞寫了一封信投進台大經濟系教授的信箱裡，信裡寫道自己煉功後，身體與精神上的變化。

經濟系教授劉鶯釧看了心得後，急切地找到葉淑貞，問道：「這是什麼？」於是葉淑貞拿了一本《轉法輪》給她。劉鶯釧花了十小時一口氣讀完：「我覺得比武俠小說還好看。」看完後，她又找葉淑貞學功。後來劉鶯釧的丈夫——中華經濟研究院研究員吳惠林與兒子也相繼修煉法輪功。

一九九八年二月開始，葉淑貞與劉鶯釧兩人積極的在台大校園裡開設九天學法煉功班。

在第一次開班前，以學者慣有的嚴謹態度，她們慎重其事地先辦了一場關於九天學習班的說明會，時任台大經濟系主任的張清溪與妻子曹慧玲到場。但是張清溪並未參加後來的九天班，曹慧玲則在開班前已讀完《轉法輪》，她馬上就知道這就是她要找的。

作為東吳大學經濟系副教授，曹慧玲卻一心追尋聽道、念經、打禪七、練氣功。「她就是每天打坐啊！」張清溪這樣形容妻子曹慧玲。「我就想，說不定她什麼時候成仙了。」這一切看在張清溪的眼裡，他不反對，但自認與他無關。「我不是不相信，我只是覺得沒有需要，我沒有想要修煉、成仙啊，我沒有這個想法。」

作為知名學者，張清溪與三位台大經濟系教授合著《經濟學：理論與實際》一書，是台灣第一本本土性的大專院校經濟學教科書，堪稱最為經典權威，也是非常受學生歡迎的教科書。

而當時的他更熱中於評論時政、針砭國事。自一九八九年，張清溪參與了台灣一群有相同理念的大學教授所成立的「澄社」，論政而不參政。那些年中，他認為人生的頭等大事，便是剷除人間不平、伸張社會正義。

而同時期，探索與修行多年的曹慧玲卻遇到了阻礙：「修到一個程度卡在那裡，你根本沒有一點希望，就覺得突破不了。」她想如果放棄名利，也許可以找回那個真我。她於是放棄大學的教職，帶著讀國中的兒子到南投山上，與丈夫的姊妹在山上種茶。

種茶三年，曹慧玲還學了治病手法。雖然她替別人治病，但是自己的身體卻日漸虛弱。三年後，搬回台北，不斷便血的她已奄奄一息，似乎死亡隨時將至。張清溪描述曹慧玲當時的情況說：「為了健康，她什麼都做，整脊、健康床、健康食品……，每天就弄中藥。」而張清溪除了支持妻子的嘗試之外，也別無良方。

當曹慧玲讀完葉淑貞送她的《轉法輪》後，就確定了這是能引領她修煉，能獲得生命昇華的法門。她說：「這本書就讓我非常明確的明白了以往疑惑不解的答案，所以我才會身心安頓，因為我覺得很踏實。」

妻子煉功、閱讀《轉法輪》後，表現出從未有過的欣喜，張清溪還是一如以往的尊重，但就如他自己所言，他沒有修煉的需要與想法。

不過，幾天後，一場為時兩小時的大塞車，讓張清溪對修煉的想法產生大逆轉。

一九九八年二月，大年十五慶元宵。台北市仁愛路首次以億萬盞燈泡裝飾成一條燈海，張清溪開車載著曹慧玲與兒子乘興賞花燈去，不料，出家門不久，車子就塞在長長的車龍裡，動彈不得。曹

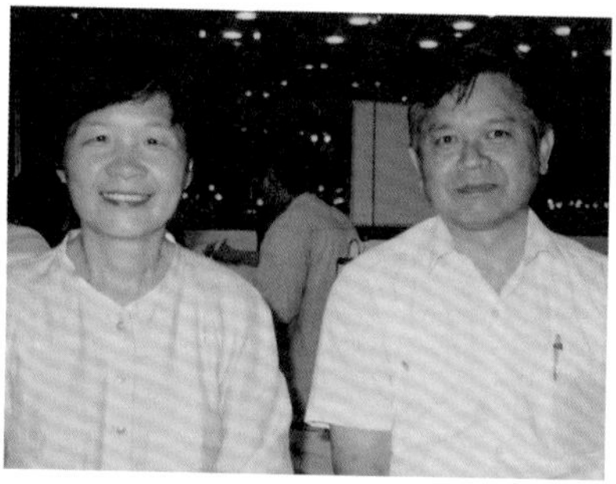

台大教授張清溪開車載著曹慧玲與兒子乘興賞花燈，卻因塞車聽了二小時李老師的講法錄音，決定與妻子一起修煉。（曹慧玲提供）

慧玲在車上播放李老師的講法錄音。就這樣，走走停停兩小時，元宵花燈算是看成了，張清溪已聽了兩個小時的李老師講法。

張清溪回憶：「聽了覺得很有意思啊！就覺得說，如果你不相信他講的話，你會覺得他講得很大，口氣很大。但是如果你想他講得是對的話，你會覺得他很謙虛，他很多東西都點到為止。」

張清溪心服口服，決定與妻子一起修煉。但日期訂在四個月後。因為四月他將卸任澄社社長，七月底也將卸下台大經濟系系主任的職務。

七月過後，他與妻子每天六點多起床，步行到住家附近的中正紀念堂煉功（已更名為自由廣場）。曹慧玲弱不禁風的身體，煉功三個月後，神奇般的好轉。張清溪呢？曹慧玲說：「煉功後，他臉上的線條變得柔和了，臉色也紅潤了。」

雖然近年來在街頭運動，在重大國事議題上，見不到張清溪的身影，也沒有鋒利的評論文章見諸報端，但他認為自己對社會的關懷並未減少。他說：「事實上是比以前更關心這個社會，而且我們是真正的關心，因為真正能夠使社會變好，必須要從人心改變。人心不變，其實沒有什麼太大用處。」

三位台大經濟系教授葉淑貞、劉鶯釧及張清溪先後修煉法輪功，讓外界對法輪功多了一份信任，葉淑貞說：「讓社會知道高知識分子也學功，不是迷信。」後來台大新聞研究所教授張錦華、政治系教授明居正及法律系教授謝銘洋也相繼修煉法輪功。

一九九九年九月五日台灣成立台灣法輪功研究學會，二〇〇二年八月更名為台灣法輪大法學會。張清溪教授任會長至二〇一四年，而後由張錦華教授接任。

張錦華教授是一九九九年七月在美國看到法輪功遭中共迫害的新聞後，對於這個有上億人學煉的功法自己竟然一無所知，感到非常好奇。回台後，中華經濟研究院的朋友為她接風洗塵時，送了她一本《轉法輪》，她立刻在週末一口氣看完，就此走入修煉人的行列。並以她的新聞專業擔任台灣法輪功新聞聯繫的工作。

目前台大校園有兩個法輪功的團體，一個屬於教職員，稱為台大教職員工文康活動委員會法輪功分會；另一個屬於學生的社團，稱為台大法輪功社，成立於二〇〇〇年。

漸漸的，其他大學裡也先後成立法輪功社，如世新、政大、成大、高雄大學、環球科技大學、海洋大學、東海、東華、中山、中正、嘉義大學、文化、台藝大，中興、中央大學等。在台灣各大專院校裡埋下青年學子修煉法輪功的機緣。

公教機關成立法輪功社團

海關總局帶動政府機關煉功潮

政府機構裡成立的第一個法輪功社團則是在海關總局。

一九九九年時任海關副總的傅仁雄與總局長的司機聊天，得知對方修煉法輪功，他好奇的問：「法輪功是什麼？你煉看看。」只見這名司機隨地盤坐，緩慢的抬起雙手打起手印，這肅穆而祥和的畫面令傅仁雄印象深刻。

其實早在一年前，傅仁雄的一位部屬就已送給他一本《轉法輪》，讀完後，向來有許多主見的他一改以往慣於批評的態度，他告訴部屬說：「書裡面提到，宇宙間有些東西早已存在，不能因為

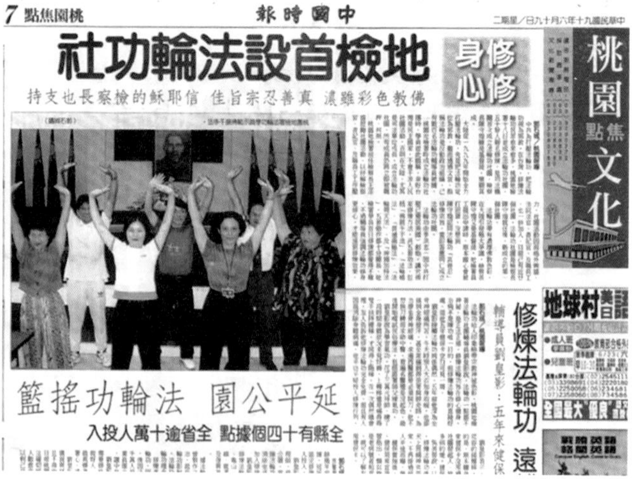
中華民國九十年六月十九日／星期二　中國時報　7 桃園焦點

桃園焦點　文化

修身修心

地檢首設法輪功社

佛教色彩雖濃　真善忍宗旨佳　信耶穌的檢察長也支持

延平公園　法輪功搖籃

全縣有十四個據點　全省逾十萬人投入

修煉法輪功

二〇〇一年《中國時報》報導：地檢署成立法輪功社團。

你不知道就說它沒有。所以書裡提到一些比較高、比較玄的東西，我不敢置喙。但書裡要人家做好人、好事、修心，我是認同的。」

有一天，他辦公桌上送來了一份社團申請書，申請設立「法輪功社」，而且申明不要單位補助。而同時，另一個已立案的社團因自認團員較多，要求發給雙份補助。兩相對照，他心裡想：法輪功的確跟人家不一樣！就這樣傅仁雄也走上了修煉的路。

社團成立不久後，二〇〇〇年初，海關總局裡接連舉辦了兩次九天班。上百的座位擠滿了人，踴躍的程度超乎預期，原來，許多人早透過不同管道學煉了法輪功，因九天學習班的舉辦才彼此知曉。

之後，經由同事間的調動、接觸，除了海關總局，基隆關、台中關、高雄關都有更多職員煉功，也各自設立社團。

有了這樣的經驗，在其他的政府機關服務的法輪功學員也陸續在單位裡開辦了法輪功社團。立法院、農委會、中央銀行、郵政醫院、經濟部、財政部、外交部、入出境管理局、農委會、健保局、氣象局、國貿局、關稅局、警察局、中華電信公司、各地方縣市政府……到處都可以看見法輪功學員煉功的景象。

教師研習營在教育界注入清流

不僅是政府機構，教育體系裡的法輪功學員也積極的推廣法輪功。二〇〇一年一月，位於彰化縣的社頭國小開辦了全台第一場法輪功教師研習營。

彰化僑義國小校長許秀英，當時的她是僑義國小的教導主任，就是因為這場全台最早的研習營而走入法輪功。

當許秀英得知法輪功研習營的消息，她興奮莫名，因為在此一年多前，住在北部的大伯、大嫂曾教她煉功，也給她一本《轉法輪》，但兄嫂回家後，許秀英沒有機會再深入了解，因而就此擱下。這次，她打定主意一定要好好了解什麼是法輪功。

這天，來到社頭國小的研習營，她估算眼前踴躍的人潮應有兩百人左右，她還看到鄰近學校幾位熟識的校長與老師。她向他們點頭示意後，找了個最前排的位置坐下。研習營的內容包括觀看李老師的講法帶、教功帶，再由現場人員教功，除此之外，還有幾位大學教授前來分享修煉心得。

讓許秀英印象深刻的是東海大學經濟系副教授鍾谷蘭分享全家人得法煉功的神奇事蹟。多年後，許秀英仍忘不了鍾谷蘭演講時臉上誠摯而充滿喜悅的神情，她一點一滴的慢慢琢磨著鍾谷蘭的話，「神佛原本就存在於我的內心，但是，祂像是一種心靈的力量，存在於自己的想像，給你精神力量。在此之前，我不知道祂是真實存在的，會在修煉過程中展現出來的！」研習營結束，法輪功也就此走入了她的生命。

回到校園，她與校長在校園裡成立煉功點，有近十五名教職員加入她倆的行列。在課堂休息時間，她們還向全校播放李老師的講法錄影帶。一年後，許秀英考上校長，她也將法輪功帶到新的學校，

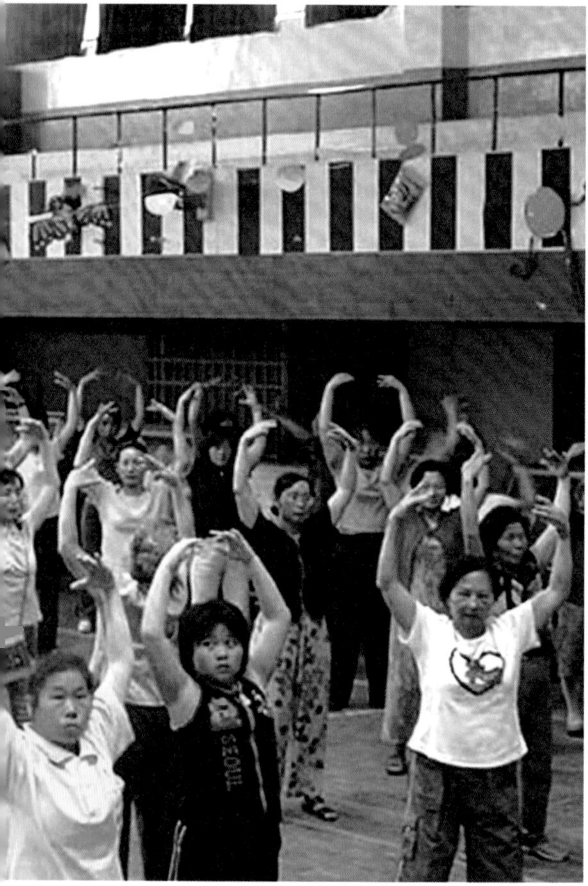

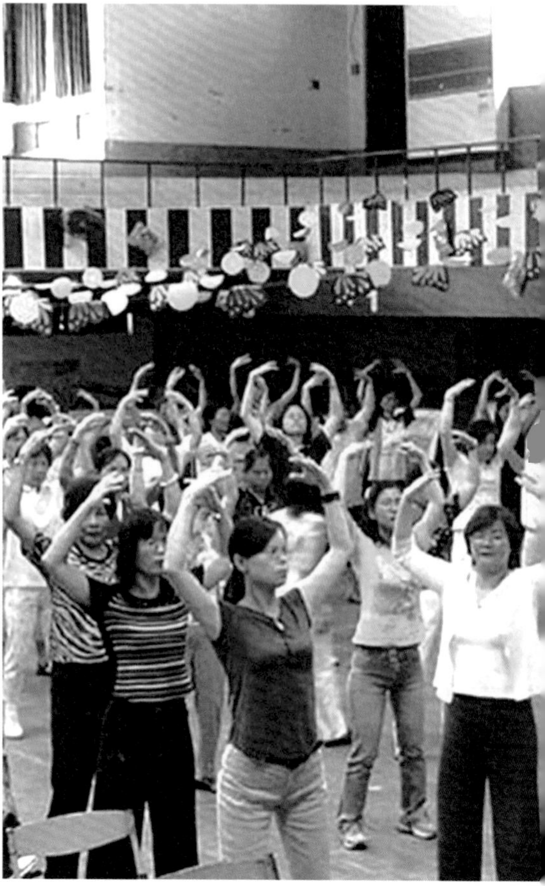

「法輪功教師研習營」，由雲林縣十七位校長聯合推薦並擔任引言人，共吸引了約兩百位學校教職員工、公務員與民眾參加。

與師生在校園裡煉功，隨後，她也參與主辦彰化縣市地區的教師研習營。

「教師研習營可以說是很好的平台，一個很好的媒介，透過教師研習營，很快的就能讓更多人認識法輪功。」「校長會影響老師，老師又與學生、家長們有許多接觸。」許秀英說，她認識的國小校長中就有七、八名法輪功學員，而教職員煉法輪功的就更多了。

首場教師研習營在彰化開辦後，台灣北、中、南各地也有人仿效舉辦營隊，從而走入修煉的老師、校長又紛紛各自在自己任教的學校裡舉辦教師研習營。

值得一提的是雲林縣市，它是全台舉辦教師研習營場次最多的縣市，也是全台最多中小學校長煉功的縣市，目前已退休的雲林口湖國中校長吳雁門表示，「雲林縣最少有二十位校長煉功吧？也許還不止！」

就如許秀英所說，這些接觸法輪功的校長、教師會將「真、善、忍」的理念融入教學裡，不管是學生或是教職員即使今日不修煉，也可能埋下他日修煉的種子，「所以教師研習營對大法在台灣的弘傳上，起到很重要的作用。」

下篇 綻放

一九九九

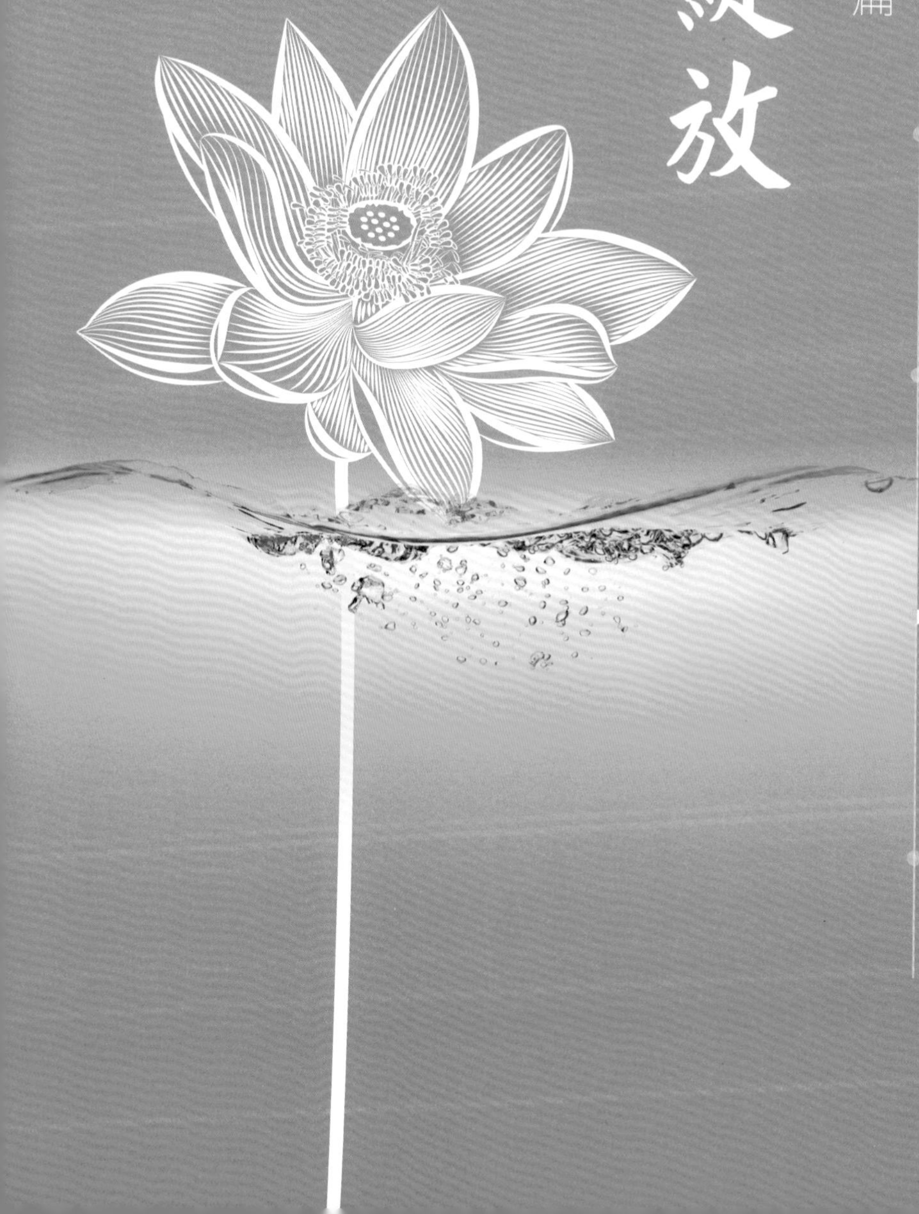

「四・二五」事件在台效應

意外的急促門鈴聲

一九九九年四月二十六日，暑熱未至，近三十度的氣溫並不讓人特別討厭。午後，黃春梅與女兒在自家客廳裡閒坐，她就像多數的媽媽一樣「關心」著孩子的點點滴滴……不一會兒，就讀五專的女兒笑著問：「昨天你們不是在台中學法交流嗎？有沒有什麼特別的事啊？」

黃春梅愣了一下。回想起在交流會中聽著其他同修怎麼在生活中悟到法理，提升自己心性的歷程，不時的觸動著她。尤其自一九九五年與丈夫一起修煉以來，夫妻間的爭執總能在彼此「向內找」

中消弭，但是因為自己對子女過分的牽掛，親子間反倒容易有些小小的摩擦與衝突。昨天聽到同修分享自身在親子關係中如何由矛盾而和諧，頗為觸動的她，覺得自己在親子關係上也真該提高心性了。開始與女兒分享幾個印象深刻的心得。

「嘀—嘀—嘀—」門鈴對講機突然響起，打斷了談話。「現在是誰會來啊？」女兒這樣問著，黃春梅也一臉疑惑地起身，順著餐桌穿過餐廳走到門邊，拿起對講機：「喂，請問找誰？」

「請問黃春梅女士在嗎？」一個男聲這樣問著。

「我就是，請問您是哪位？」

「黃女士您好，我們是華視電視台的記者，想對大陸發生的法輪功事情做個採訪……」

「記者！」黃春梅吃了一驚，她只是個普通的家庭主婦，突然來了媒體按鈴說要採訪，她的腦袋在那一瞬間似乎變成一片空白。

「怎麼會有媒體找上門？採訪大陸的事情？我也不太清楚啊，我要說什麼？記者怎麼會找我呀？他又怎麼知道我住哪？」驚訝之餘，黃春梅緊接著冒出一連串的疑惑。

很快的她找回思緒：要採訪法輪功的事情？我要說什麼？這會不會是代表法輪功發言？這樣合適嗎？心細且沉穩的黃春梅決定要先找人討論再說，於是她請記者稍待。

她第一個想到的是聶淑文。曾是上海輔導站站長的聶淑文聽說這事也甚感訝異，她認為不宜受訪，但為慎重起見，她將詢問大陸學員的意見。

等待的過程似乎有點漫長，突然又是一陣「嘀—嘀—嘀—」的門鈴聲，黃春梅猜想是那個記者按的門鈴。「可是聶大姐還沒回電，還不知道要不要接受採訪，我要跟他講什麼？」不知道該怎麼回應的黃春梅就這樣盯著對講機，任由「嘀—嘀—嘀—」的聲響劃過那個下午的沉靜，但是黃春梅的心裡卻一點也不平靜。

一會兒，聶淑文來電說，大陸學員也建議不要受訪，因為不久前他們接受中國媒體採訪，但最後呈現的報導卻扭曲了他們的談話。另外，美國學員也接受當地媒體的採訪，但因為報導內容主要採用了中共官方的說法，內容負面多於正面，對學員的採訪只是形式上的「平衡」。「如果媒體不能客觀深入的報導，我們還是不要接受採訪比較好。」聶淑文說。

聽著電話，黃春梅不經意地望向對講機。有了這個回覆，黃春梅心裡似乎也比較篤實一些，可以更好的整理自己的思緒。

她意識到，因為自己是家庭主婦之故，相較於其他需要上班、上課的人更方便聯繫，一些訂書、印資料等等事宜也都是她幫大家處理的，所以漸漸的，她就成為主要的協調聯繫人之一。也因為聯繫上相對方便，所以後來許多時候對外都是留了她家的地址與電話。想到這，她恍然大悟為什麼媒體記者會找到她家了。

「嘀─嘀─嘀─」門鈴聲又響起，黃春梅依舊不敢接起對講機，她想應該還是那位記者吧。但忍不住好奇，她起身走到陽台往下望，正巧樓下一個男子也仰頭向上望著。他們對視了那麼一瞬間，黃春梅就快步走回屋裡。

「記者一直不願離開，這樣不行啊。而且以後若還有其他記

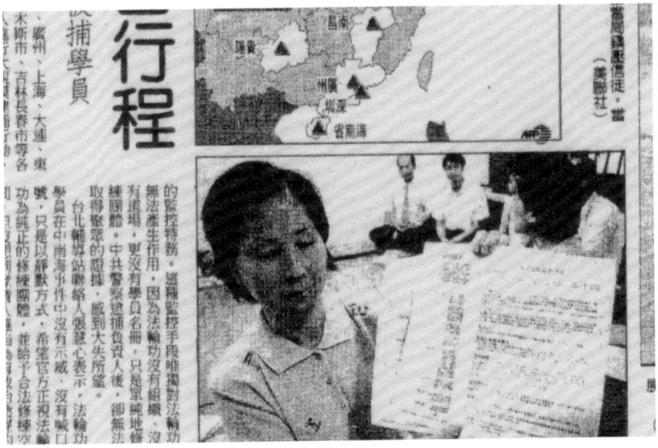
行程
捕學員
南昌
貴陽
廣州
深圳
海南省
（美聯社）
的監控特務。這種監控手段唯獨對法輪功
無法產生作用，因為法輪功沒有組織、沒
有道場，更沒有學員名冊，只是單純地修
練團體，中共警察逮捕負責人後，卻無法
台北輔導站聯絡人張慧心表示，法輪功
學員在中南海事件中沒有示威、沒有喊口
號，只是以靜默方式，希望官方正視法輪
功為純正的修練團體，並給予合法修練空
、廣州、上海、大連、東
木斯市、吉林長春市等各

一九九九年七月二十二日黃春梅向中時記者展示網路下載的中國法輪功學員被打壓情況。

者再找上門該怎麼辦？總不能都這樣不接對講機啊，總得想想辦法！」想了想，黃春梅連繫了幾位學員講了這情況，大家都覺得這事的確需要討論，最後決定傍晚到洪吉弘家裡商討對應之道。

學習面對媒體

叮囑女兒簡單弄點晚餐後，黃春梅回房換好衣服，準備出發前往松山洪吉弘家。

對著樓梯間的鏡子，黃春梅微笑著輕輕說了句：「不好意思，現在不方便回答。」她看著自己的神情，似乎還算寧靜祥和。這是剛剛電話裡同修提醒她的：「看到記者，不要回應，要面帶微笑，不要緊張。」

步出大門，記者已經離去，黃春梅鬆了一口氣之餘，也不由得覺得好笑：我這麼單純又平凡的人，竟然還要面對媒體的「圍堵」！

來到洪吉弘家，已有幾位同修先到了，看到黃春梅進門，紛紛上前詢問情況，黃春梅微微笑了笑跟大家報告說：沒有，我下樓時記者已經離開了。因為還有其他學員還沒抵達，所以大家還在等待的狀態。有人在角落靜靜的讀著《轉法輪》，也有人在客廳走道旁邊「沖灌」、「沖灌」的煉著動功。也有人開始發表自己的看法。黃春梅聽見洪吉弘聲音宏亮的說：「我們不出面講，那誰幫我們講？」

陸續的來了十幾位同修，黃春梅跟大家簡單說明今天發生的事情之後，大家各自表述想法。不少人覺得應該要受訪。有人提出大陸學員對媒體不能公正報導的擔憂，熟知媒體情況，任職於台視的學員認為台灣媒體環境不同，也贊成接受採訪。還有人提出：「如果我們一概不接受採訪，媒體就更覺得我們很神祕。可是他們新聞一定要做啊，也許就會捕風捉影，反而不好。」

「可是我們沒有面對媒體的經驗，不知道要跟媒體講什麼啊！」

洪吉弘不改豪邁本色地說：「不用想太多，我們就老實實實的講，法輪功是什麼。」

然而修煉怎麼提高心性，這些事情是如人飲水、冷暖自知的，對不修煉的人很難說得清、講得明。那怎麼才能讓外界明白？經過一陣討論之後，初步有了一些共識：可以拍攝我們煉功的情況，講煉功祛病健身與修心性，也可以帶記者們看看我們的集體學法……

彷彿老天的安排，就在大家有了「走出去、面對媒體」的共識之後，此時，洪吉弘家中電視機裡就播出了華視晚間新聞的畫面，記者拍攝了黃春梅住家所在的五層公寓，然後鏡頭停留在四樓的陽台，旁白說道：「這就是法輪功在台灣的總部！」在場學員一片靜默後，不約而同的相視而笑。因為大家知道要學法、要煉功，知道修煉重點在於提高心性……眾人腦海裡卻沒有「總部」的概念。因此，大家也更體認到面對媒體的必要與重要性了。

法輪功學煉者激增

達成共識後，有人安排受訪的地點與形式，也有人負責溝通聯繫採訪的媒體與內容，電視、報紙、雜誌、電台的邀訪紛湧而至。第一個前來採訪的是中央廣播電台，地點就在洪吉弘家。記者如實的報導，讓大家更具信心。

而以往每週日在中正紀念堂近百名學員的集體煉功，也成了媒體採訪與攝影的地點，經媒體密集的報導，原本只是學員間口耳相傳的功法，瞬間名氣大增。

台大經濟系教授葉淑貞是當時熱門的受訪者之一。

葉淑貞從一位罹患多種嚴重病痛的患者，變得健康、精神飽滿的傳奇故事，在媒體的報導下，吸引了更多人來學煉法輪功。台中學員王珩描述：「都知道她身體很不好，煉功後變好了，大家就覺得法輪功真的很神。」

洪吉弘的妹妹洪月秀回憶：「台灣媒體雖然一開始都採用了中

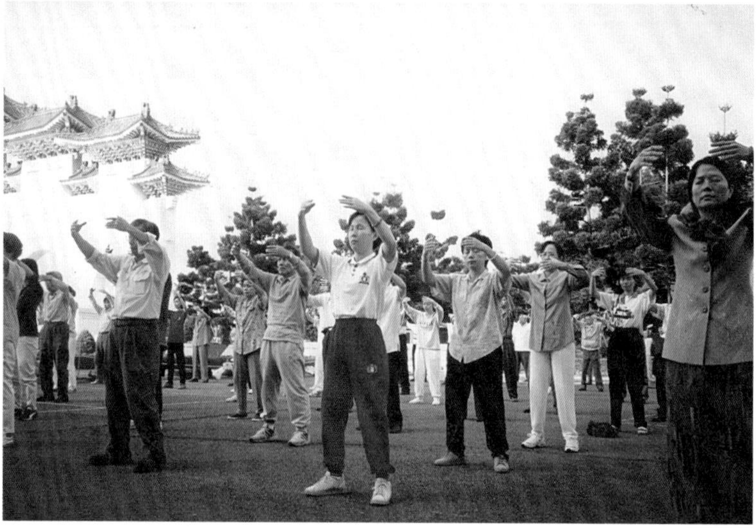

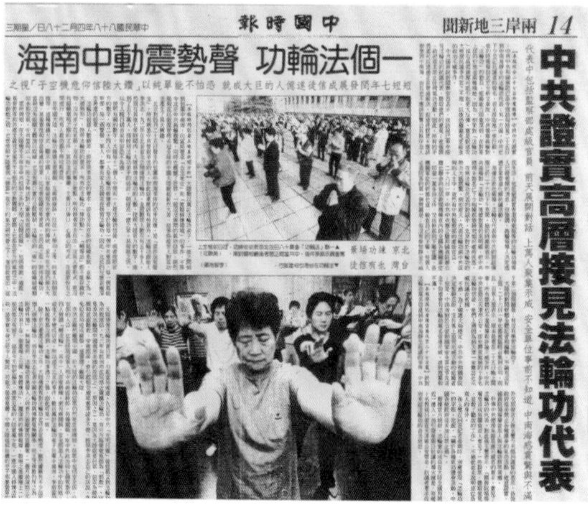

中國時報

14 兩岸三地新聞

中華民國八十八年四月二十八日／星期三

中共證實高層接見法輪功代表

一個法輪功 聲勢震動中南海

上圖：台北的法輪功學員固定週日早上在中正紀念堂集體煉功。（攝於一九九七年十一月十六日國家音樂廳旁廣場。黃春梅提供）

左圖：在決定接受媒體採訪後，一九九九年四月二十八日《中國時報》大篇幅報導了法輪功在台灣風行的情況。

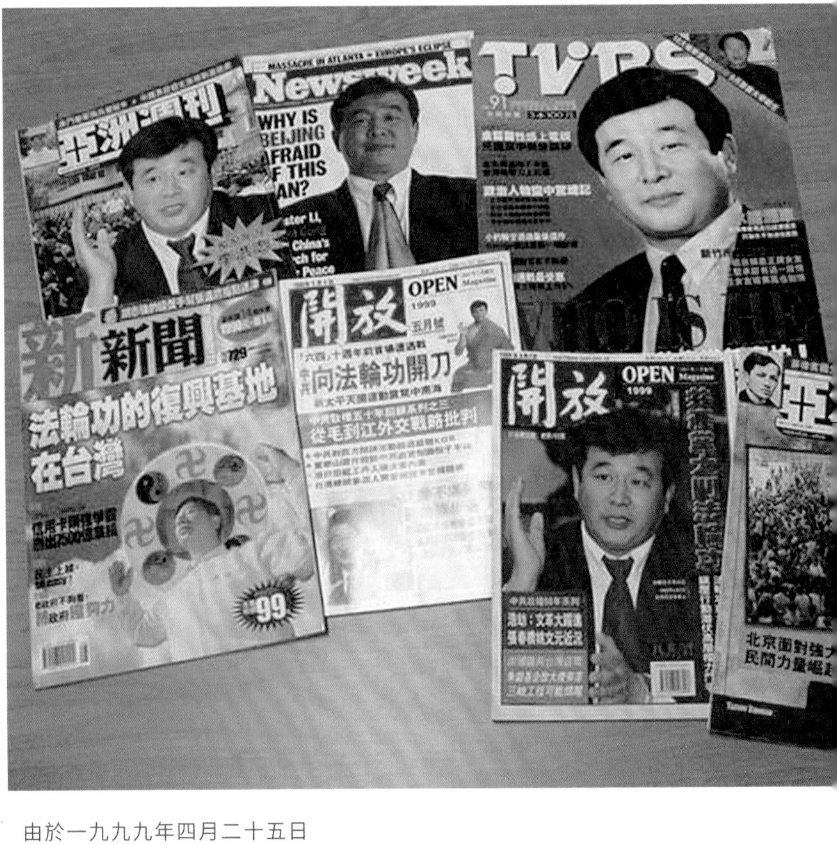

由於一九九九年四月二十五日法輪功學員在中南海請願事件，震驚了中外媒體，亞洲發行的一些雜誌都以封面故事報導了法輪功的專題。

共央視的報導，但後來媒體慢慢接觸到了台灣學員，學員詳細介紹『真、善、忍』的修煉準則，也演示了五套功法給媒體朋友看，最後他們瞭解了法輪功是個好功法。有些媒體還把李老師的小傳登在了報紙上，吸引了很多有緣人來學煉法輪功。」

全台各地的九天學法煉功班也出現了蓬勃發展狀況，每班參加人數從原本的一、二十人一下暴增為四、五十人，有些班甚至高達一百多人，突然湧現的學功熱潮，讓多數是在自家開辦九天班的學員難以負荷。黃春梅家中原本容納十多名學習者的客廳，一下擠入了四十多人，於是她只好收拾起桌椅，挪出空間多擺上幾張坐墊。客廳擠滿了，就再往餐廳及房間門口延伸。

而葉淑貞家中的九天學習班更是爆滿，客廳裡一下湧入一百多人。張清溪難忘當時的這一景象，他描述：「葉教授家拆了客廳與書房隔間後仍容不下，學功的人都擠到馬路上，有些人根本擠不進去。」後來只好分為男女兩梯次上課。

其實不僅是九天班爆滿，從二十六日清晨起，全台的煉功點也都不約而同的出現學功潮。宜蘭運動公園、台北大安森林公園、萬華青年公園……都出現許多新臉孔，多則二、三十人，少則十多人。一名台北東湖公園的學員回憶，不僅有人前來學功，甚至出現圍觀人潮，讓原本習慣寧靜煉功的學員們挺不適應呢。

許多人都覺得中共迫害法輪功之前，一九九八年是台灣學員們最幸福的一年：日益增多的煉功點，方便大家就近集體晨煉；自前往大陸參加交流與李洪志老師來台講法之後，學員們更加認識學法的重要，集體「學法點」也陸續成立；一九九八年在台灣也正式出版了正體版《轉法輪》。自這年起，對修煉形式的認識更成熟了，學員們普遍在實修中感到心性的提升，體會到修煉的美妙。

一九九九年大陸發生的「四．二五」事件，雖然打破了學員們平靜的修煉生活，從單純的自己修煉，被迫必須面對外界、面對媒體，但也因此讓更多人認識了法輪功，對法輪功的弘傳起到促進的作用，同時也鍛鍊了學員們面對社會的能力。

因新聞報導而開始煉功

一九九九年四月二十五日，台灣電視台報導了當天清晨約萬名大陸法輪功學員到北京中南海旁的國務院「信訪辦」上訪，這是自一九八九年「六四」事件以來，在中共敏感的政治禁地的最大上訪事件，震驚國際。

從電視台的畫面中，台灣民眾看到道路兩側擠滿著衣著樸實的人們，或站、或坐，神情安適而平靜。路邊停放了許多警車，每相隔不遠處就站著一個警察。人群中有人雙手端著書靜靜的閱讀，也有人「緩、慢、圓」的煉起法輪功，手上沒有標語，也沒有喊口號，馬路上的車輛暢通如昔。

從清晨到夜晚，事件落幕。報導說，萬人離開後，街道乾乾淨

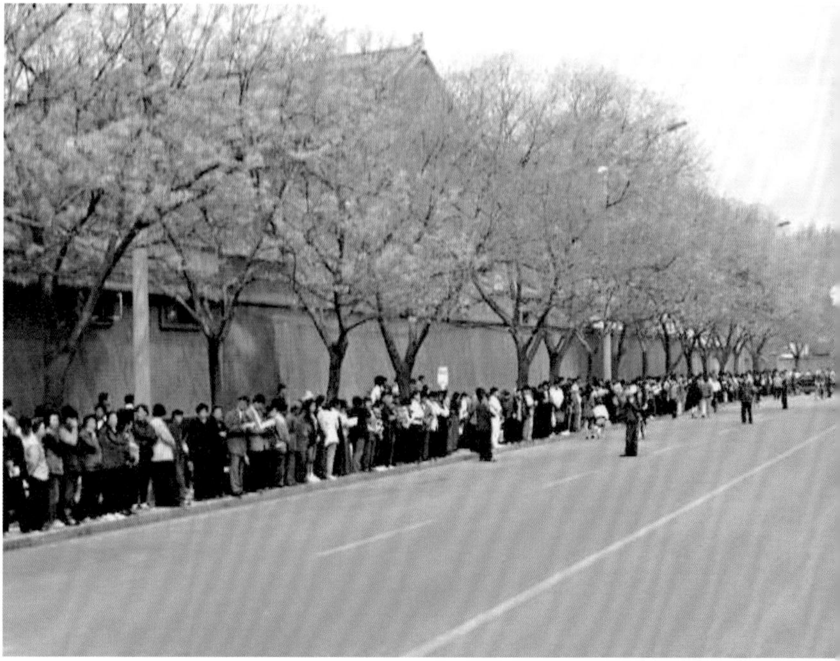

一九九九年四月二十五日，台灣電視台報導了大陸法輪功學員到北京中南海旁的國務院「信訪辦」上訪，路旁站滿著神情安適的人們。

淨沒有留下一片紙屑。這一幕讓許多台灣民眾十分震撼，也對這未曾聽聞的「法輪功」產生了好奇心。當時四十八歲家住屏東的官育真就是其中之一，當天早上她看到電視台以「快報」的方式報導著，她心想：一群普通百姓靜靜地站在路旁，有的煉功、有的讀書，「那是怎樣的一個團體？那種祥和的狀態是如何做到的？怎麼電視說是『包圍』？」於是她找到資料，拿起電話，撥打住家附近煉功點負責人電話，隔天就到煉功點學煉法輪功了。

像她這樣的人為數不少。

中正大學教授：這群人太勇敢了！

為了不讓學齡的小孩養成看電視的習慣，中正大學企管系副教授艾昌瑞家中沒有安裝有線電視，家裡的電視機成為客廳的裝飾品。四月二十五日晚間，他從學校回家後，卻心血來潮地告訴妻子：「我們看一下新聞報導吧！」

打開電視，看到了這則報導，他轉頭告訴妻子：「這群人太勇敢了。」

長期觀察兩岸政經形勢的艾昌瑞認為，一九八九年之後，大陸民眾更不敢表達自己的想法，「政治你不要碰，經濟隨便你怎麼弄都可以。」所以「法輪功」一開始進入他腦海裡的印象是：一個優質勇敢的團體。

隔天，艾昌瑞授課完畢開車回家途中，他照例打開廣播，這時，飛碟電台節目主持人趙少康正在專訪法輪功學員，他一邊開車

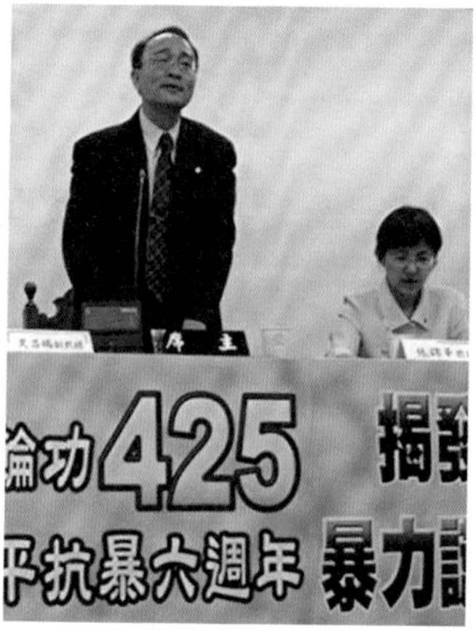

艾昌瑞教授二〇〇五年出席「法輪功四二五和平抗暴六周年——揭發中共暴力謊言本質」座談會。

一邊仔細聽著，「讓我印象很深刻的是，法輪功是指導修煉的佛家功法。」

聽到「佛家功法」，艾昌瑞便產生了興趣與好奇。

自小，艾昌瑞家中就供奉一尊觀世音菩薩，那是媽媽虔誠信仰的對象，小小艾昌瑞跟著母親上香、膜拜，當犯錯被媽媽責怪、或心裡失意時，也會在上香時跟祂說說心裡話，有時也祈求觀音菩薩保佑家人平安。

在佛教的薰陶下，相信神佛存在的艾昌瑞，求學時期就看了許多佛教、道教的書籍。剛到美國明尼蘇達州大學攻讀碩士時，他照著一本佛教書籍靜坐、打禪，當他扳起雙腿盤坐，儘管雙腳疼痛讓他忍不住齜牙咧嘴，內心卻進入一種寧靜的狀態，遠赴異鄉求學的緊張情緒瞬間消失，「接下來那個學期不論做什麼我都不緊張了，上課不緊張、考試不緊張。」最後他以優異成績畢業。

這個體驗，讓他養成靜坐的習慣。「人體可能不像我們西醫講的那麼簡單。類似佛教禪宗這種哲學的探討，可能也有它的道理，我不是很懂。」因此，在廣播中聽來賓提到法輪功有一本書叫《轉法輪》，他馬上向益群書店訂購。

收到書後，他花了整整三個夜晚閱讀。一邊看書，他一邊以手敲打書桌驚歎道，「對啊！就是這個道理！」「喔！原來是這樣啊！」

雖然在大學裡任教，「我一直想找一個老師，告訴我人生這條路怎麼走，因為我實在有點茫然，我是誰？人生到底是賺錢好呢？還是該做什麼？因為有各派各種不同的學說，然後書看多了，就讓自己更複雜了。」

閱讀《轉法輪》之後，「過去很多疑問，對人生的困惑，看書後至少解了一大半了。也讓我知道『修煉』兩個字真正的意涵在哪裡，未來的人生要怎麼走。內心那種滿足跟喜悅，非常、非常強烈。」他興奮地告訴妻子：「我找到自己的老師了，我要開始修煉法輪功。」

修煉之後，在學術研究上也有新突破，他認識到商業模式（business model）如果可以成為一種「善循環」，對地球和人類社會才會有好處。為了讓學生體會這種富含倫理精神的「善循環」，上課時他總會盡量收集相關資料扣緊時事，讓學生能在實際案例中看到良善企業經營帶來的正面影響，也探討不當經營行為對人類社會的負面消耗。

而在不同的企業進行演講時，他總推薦大家學煉法輪功，他認為這不僅有益於學煉者的身心，也有助於企業的營運。

親和力十足的艾昌瑞頗受學生歡迎，大學部的學生暱稱他「小艾」，研究生則叫他「老艾」。有學生因此開始學煉法輪功，後來這群學生也在中正大學成立法輪功社團，並由艾昌瑞擔任社團指導教授。同時，不同地區舉辦九天學法煉功班需要心得分享時，他也經常奔波趕赴。

紐約州律師：終於找到智慧的泉源

律師朱婉琪是一九九九年四月二十八日翻開《中國時報》時看見相關報導。那是一整版的法輪功新聞，但吸引她的不是這場萬人上訪，而是主新聞旁的兩則小報導。一篇文章報導了二千多名法輪功學員在深圳的廣場上煉功，離開後沒留下任何垃圾。另一篇報導則提到，法輪功依循著「真善忍」的原則修煉。

這半年來經歷著身心無比煎熬的朱婉琪心想，如果自己去接觸修煉「真善忍」的人們，或許會受他們感染，心情會好些。

一九九八年十一月，突如其來的腹部疼痛，伴隨著不正常的出血與分泌，經醫院檢查後證實，朱婉琪的卵巢裡長了兩個良性腫瘤，

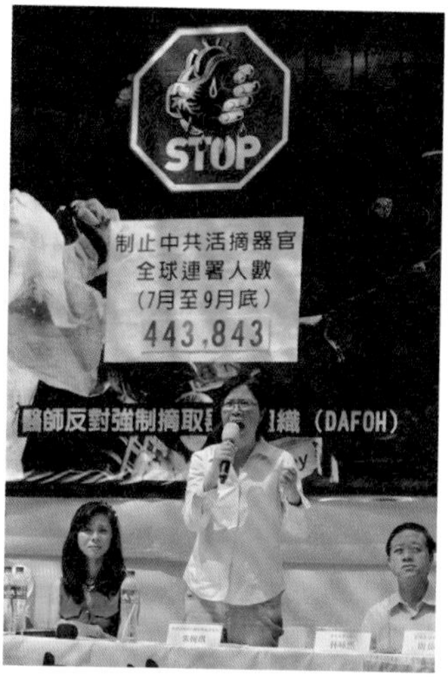
STOP
制止中共活摘器官
全球連署人數
(7月至9月底)
443,843
(DAFOH)

二〇一三年朱婉琪律師在集會上呼籲聯合國正視江澤民等元兇的罪行。

所幸，醫生告訴她不需手術：「打針吃藥應該會好。」

但兩個月過後，不正常的分泌與出血越來越多，朱婉琪轉向一位曾幫總統治病的「國醫」求診，這名中醫師信心滿滿的說，腫瘤不會是大問題，熬藥吃兩個月就會好轉。

又兩個月後，一九九九年二月，她感覺下腹部沉重了起來，身體狀況也越來越差，回到醫院再做檢查：「結果兩個瘤變成四個瘤，腫瘤越來越結實。」

身為獨生女，不願讓年邁雙親擔憂，朱婉琪表面強作鎮定，內心懊喪。在繼續的治療過程中，又尋遍了中西名醫，甚至找氣功師發氣治病，到了四月中旬，四個腫瘤已經變成七個，結實得像兩串葡萄沉甸甸的掛在腹部，站立時身體都不自主的向前傾斜，更無法久站。

這時醫生勸告說，必須摘除卵巢，否則良性腫瘤極可能轉變為惡性。這消息對全家人無疑是晴天霹靂。「我原本力持鎮靜的心態也開始消沉了，走到人生十字路口的我，身心難以為繼。」朱婉琪回憶道。

作為父母唯一的掌上明珠，自小受父母傾力的栽培，求學過程一路成績優異，是學校的風雲人物，經常擔任班長及社團活動的骨幹，是演講和作文比賽的常勝軍。朱婉琪國中以四育總成績第一名畢業，高中北一女中則是以德育成績第一名畢業。

政治大學法律系畢業後，先取得東吳大學法律系碩士學位，後出國取得美國長春藤賓州大學法學碩士學位，並考取美國紐約州律師。當過令人稱羨的外交官、記者，當時的她是一家金融產業的法務主管。

這場意料之外的病痛，讓她嚐到生命谷底的滋味。

朱婉琪放下報紙，依循著報載聯絡了煉功點負責人，並在他的建議下，到書局購買了《轉法輪》。

朱婉琪敘述，當翻開《轉法輪》，每念一句都會覺得自己的腦袋像是被重新組裝過一樣，「我曾百思不得其解的人生難題，這本《轉法輪》裡面似乎都含有答案。」

除了茅塞頓開般的啟悟，朱婉琪還真實感受到一股股能量自書裡一波波的向身上襲來。「當時心情激動不已，知道自己終於找到智慧的泉源，內心受啟發的快樂勝於一切，於是當下決定學李老師的法輪大法。」

三天後，朱婉琪參加了九天學法煉功班。第一天回家後，剛學的第一套功法動作都還不甚熟悉的她，卻感受到有股強大的電流在全身經脈和末稍神經循環著，原本小腹下部用手就可以摸到的一串腫瘤硬塊，竟消了一半，硬塊也奇蹟似地變軟了。「近半年生不如死的痛楚感覺竟然變得模糊了，當時簡直不敢置信。」原來無法站直的身體，站直了，朱婉琪頓時紅了眼眶，心裡激動莫名。當晚，毫無倦意的她，就這樣史無前例地清醒了一夜。

一個月後，長達半年不正常的出血與分泌也停止了，並且感受到腫瘤真真切切的消失了。此時的朱婉琪，驚喜而激動萬分，「我的身心竟奇蹟似地重生！」

個性耿直的朱婉琪十分受朋友歡迎，嫉惡如仇愛打抱不平的她，卻也常讓好友頭痛。

年輕的她曾走在路上大聲告誡當街怒罵小孩的婦人：「請妳不要罵小孩，小孩會失去自尊心。」又曾從計程車上拉下插隊的民眾；在公車上也經常要求年輕人讓座給老年人……

同學和朋友常笑說在朱婉琪身邊要隨機應變，必要時得裝作不認識她，以免在這個充斥暴力的社會惹禍上身。

在外人眼中，總是行俠仗義的朱婉琪當上律師，真是再適合不過的了。

後來朱婉琪擔任法輪功人權律師團的義務律師及發言人，自法輪功在一九九九年受中共鎮壓的第一天開始，她積極的為法輪功反迫害而全球奔走、發聲。在二〇〇九年法輪功遭受迫害整整十年時，她自述道：「十年來，我走訪了十幾個國家及地區，旅行百餘次，與其他地區的法輪功學員共同努力的向不同的社會、不同的階層、種族的人舉出事證、例證說明法輪大法的美好，揭發中共的謊言及鎮壓的真相。這十年過程中，發生了太多感人的故事。我們獲得許多人善行的支持，他們默默的義舉真是激動人心。」

迫害當口 台灣媳婦回武漢

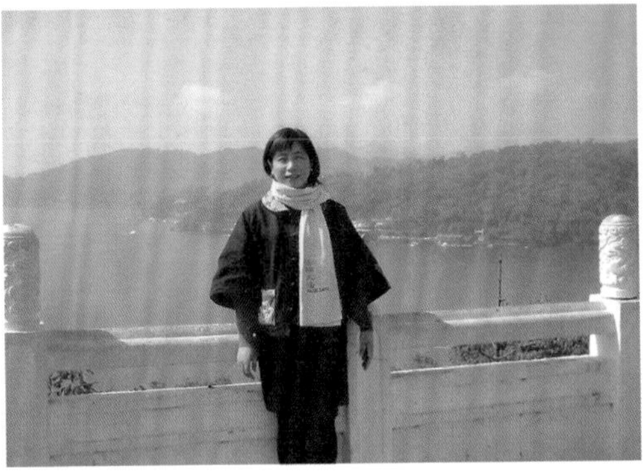

王珩從二〇〇〇年一月返台後，一直住在台灣，空暇時間會到日月潭講真相。

一九九九年七月二十二日，湖北姑娘王珩從香港轉機回到武漢市，這次回娘家待上半年，之後她就能取得台灣的居住證。

一九九二年，任職於中國國營單位的王珩與台灣的先生相識、結婚。依循台灣法令規定，婚後的她半年住在台灣，另半年則住在大陸，婚期滿八年後方可申請台灣居住證。

「王珩，妳到家了喔，我跟同修

要去湖北省政府，妳要一起來嗎？」剛進家門，還沒見到父母，王珩就接到閨中密友的電話了。

「好啊！我去妳的單位跟妳會合。」

王珩與好友是國中與專科的同學，兩人情同姊妹，無話不談。好友說要去哪，王珩總不多問的就答應了。有一年王珩回鄉時，原本深受腰痛所苦的好友就開心地告訴她，煉了法輪功短短幾個月後腰痛都不治而癒了。當王珩一口氣讀完了《轉法輪》並學會煉功動作後，她就頂著武漢十一月清晨零下五度的寒風，到公園裡煉功。回到台灣，王珩找到了台中科博館的煉功點，繼續在台灣修煉法輪功。

當王珩到了好友工作單位，她們一起搭上公車前往省政府。除了她倆，車上還有好友單位裡的其他法輪功學員，路途中眾人都安安靜靜的沒多交談。「狀況外」的王珩還以為大家要到省政府去弘揚法輪功。到了省政府前，看到一排又一排整齊的人群站在湖北省政府周圍的人行道以及空地上，而對面站著大批荷槍實彈的鎮暴警察，王珩既吃驚又疑惑，心裡估算眼前這看不到盡頭的人群至少上萬人。

「來這邊！」好友單位裡的同事在人群中向他們招手。

王珩與大家並肩站著，神情肅穆，彼此沒有交談。不斷有人陸續加入陳情的隊伍中。幾名法輪功輔導員來回走動維持秩序，有時帶領大家背經文〈論語〉，原本全神警戒的警察，也漸漸鬆懈，三三兩兩的聊起天來。

有消息傳來，學員代表正與官方交涉。

上萬人群就這樣靜默的等待著，沒有不安與躁動，直到天色漸漸昏暗。突然，警車來回巡邏大聲播放高音喇叭，難辨的聲音似乎在說：趕快離開，不離開的話將被強行帶走。但是直至警車消逝在夏日的夜色裡，陳情的群眾均未離開。

不久，來了一輛輛的公車載走所有人。王珩跟著好友與她的同事們被載到附近的學校教室裡。教室外有警察看守，教室內的警察奉命一一記下每人的詳細資料，舉凡姓名、單位、家裡住址、電話等都不能遺漏。

好友單位的一位輔導員走上前去，報上了自己的姓名及單位。之後，他緩緩的說道，自己年輕時從軍參與了一九七九年的中越戰爭，立了功，但也因此受了傷，落下了氣喘毛病，年紀越大病情越重，「有時連一口氣都上不來，人都快沒命了……煉了法輪功後，什麼病都好了。而且我按照法輪功真善忍要求，在單位、在家裡都做一個好人……」平實的語句，講述著自己被翻轉的命運與變化了的人生，平穩的聲調，散發著堅實的感染力量。教室裡鴉雀無聲，所有人都聽得入神。半晌，受感動的警察回過神來說：「好好好，你們都回去吧！」

於是這個教室裡，意外的沒人留下資料，就全被釋放。當時王珩並沒有意會，關鍵時刻輔導員那一番善意說明，方才讓她半年後得以再回到台灣。

風雲變色

回家路上，這才面露喜色的姊妹淘拉著王珩的手說：「真高興妳回來了。」她解釋說，這幾天北京等地的協調人突然無端被抓捕，所以，有人提議今天到湖北省政府來聲援他們。

好友當時沒說的是自「四．二五」中南海事件後，自己與單位的同修頻頻被領導找去談話：「煉法輪功啊？不要太迷啊。最好不要煉啦！」好友內心明白：國家對法輪功支持的態度已經改變了。

當王珩回到家時，半年未見的父母與往常一樣正為自己等門。對王珩而言，到此刻為止，回鄉之行一切如常。

第二天天未亮，王珩在武漢中山公園前門的煉功點依序坐下，此刻，位於公園中間及後門的煉功點已坐滿了人，平時這三個煉功點各有上百人煉功。當煉到第三套功法，閉眼煉功的王珩正兩手上下「沖灌」著，耳邊卻隱約傳來低聲交談聲，然後她聽見輔導員說：「今天先煉到這裡，大家先回去。」王珩睜開眼，看見其他人跟自己一樣一臉的驚訝。

原來公園後門出現警察驅趕學員，不允許煉功。為了避免衝突，輔導員決定今天暫停煉功。在大家依序離開後，怎麼也料想不到，這是時至今日，在中山公園最後一次的集體煉功了。

一回到家，王珩看見父母關掉了收音機，一臉憂心的對她說：「國家都反對煉法輪功了，妳還要煉嗎？」王珩一時困惑不已，而後方得知，晨間的廣播（早間新聞）報導，中共已經將法輪功列為非法組織，並開始取締。王珩直覺地回答說：「我只是煉煉功、看看書，也沒有做什麼壞事，你們也有看書，書中都是教人做好人啊！」王珩的父母沒再說什麼，神色擔憂的又望了王珩一眼，就出門上班去了。

「是啊，女兒說的沒錯。」他們倆曾看了家中所有法輪功的書籍，的確都是教人做好人。而且，從小懶散的女兒，不僅幾乎從不做家事；工作後，薪水仍經常不夠花用，夫妻倆還得資助她。但自從女兒煉功後，洗碗、煮飯、掃地樣樣家事主動做，不僅不用再給女兒零用錢，她還常自掏腰包買魚、買菜，對他們噓寒問暖……夫妻倆曾私下佩服的說，「我們教了女兒一輩子，都叫不動她，還是法輪功的師父厲害！」再加上女兒已嫁到台灣，半年後就可拿到台灣的正式身分，夫妻倆也就稍稍寬心，不再給女兒壓力了。

「名譽上搞臭」

然而，王珩的閨中好友就沒這麼幸運了。

「王珩，怎麼辦？今天單位的黨委又找我講話了，跟『四・二五』之前只是暗示我不要煉功，很不一樣。」半夜裡，好友趁家人都熟睡後，打電話給王珩。

「他們好像『政審』一樣，要我不要再煉了。」王珩只能靜靜的聽著，不知該對好友說什麼。

七月二十二日起，電視、廣播、報紙、雜誌報導二十四小時不停播放污衊法輪功的負面新聞。從小就百分百相信政府的王珩，既矛盾又困惑：「法輪功這麼好，政府怎麼會說不好呢？」

風雲突變，往日的功友因政府打壓，也不敢私下聯絡。七月二十八日，外出的王珩走過雜誌攤，看到一本雜誌封面登了李老師的照片，上面寫著「通緝令」，這讓王珩更是錯愕與疑惑了。

回家後，王珩靜下心來回想這兩年來的修煉點滴，她發現自己確實變了，變得關心父母，關心他人，懂得付出，「這都是法輪功教我的啊！」看著媒體裡報導的各式各樣訊息，王珩心中不斷地在思考：「師父不要我們一分錢，也不准輔導站存錢、存物，怎麼會斂財呢？」

「法輪功修煉主元神，精神病人主意識不強，無法煉啊，怎麼會得精神病？」

「法輪功不准殺生，也不准自殺啊！」

「師父沒有要我們不看病，他是說了生病與業力的關係啊！」

……

王珩慢慢地理出了頭緒，她確定了「修煉」讓自己變得更好，法輪功是正的，並不像電視裡所說的，因此，每天清晨起床她依舊在家煉功，閒暇時就閱讀《轉法輪》。

一天，走在街上的王珩遇見一位老學員。「您好嗎？」王珩上前親切的問候，老人顧不上寒暄急切地告訴王珩：「不要相信媒體的造謠報導！」原來老人經歷過文化大革命，他熟悉共產黨十年一次的整肅運動，上回是一九八九年的天安門事件，「這次共產黨要打壓法輪功和師父了！」老人這樣告訴王珩。看到堅定修煉的老人，王珩倍感鼓舞，臨別前兩人相互打氣：要堅定的修下去，不久真相就會大白。

這天夜裡，王珩床頭的電話又響起。「王珩，他們說，我要繼續煉，單位就要開除我了。」電話那頭好友哭得傷心，說得害怕，而王珩依然想不出隻字片語安慰她。掛上電話，王珩久久難眠。

打壓步步升級，各種羅織、編造紛紛出籠，而所有媒體、廣播、報章雜誌則開足馬力配合宣傳。十月二十六日，各大官方媒體以「法輪功就是×教」為題在頭版頭條刊載了時任中共黨魁江澤民的講話。「社會氣氛怎麼變得這麼恐怖！好像要變天了。」王珩感受到沉重壓力。

而密友的處境更是艱難：單位找來她在軍隊任職的丈夫逼她放棄煉功，否則將被解職；丈夫還警告她，若不放棄就跟她離婚，並帶走五歲的女兒；而擔任黨職的親生父母更是動手打她，並要與她脫離父女關係；親戚朋友全視她為洪水猛獸……這次好友哭得更傷心了。

王珩無法回答姊妹淘是否該繼續修煉下去。讓好友放棄不煉，非王珩所願；但要勸她堅持，一想到她所面對這排山倒海般的壓力，又該如何承受？王珩為姊妹淘心疼不已。

在當時，對法輪功的鎮壓被作為國家政策去執行，全中國的法輪功學員都遭受著不同的迫害，後來更傳出「名譽上搞臭、經濟上截斷、肉體上消滅」的三大迫害手段。

重返自由

沒幾天，王珩又接到電話：「王珩，我們單位裡有學員要去北京，妳要去嗎？」好友特意避開「法輪功」敏感字眼，王珩意會後，毫不猶豫的說：「去啊！」於是，好友告訴她隔天到單位會合。

「王珩，妳搭火車要跟著他們，不能跟丟，而且盡量不要交

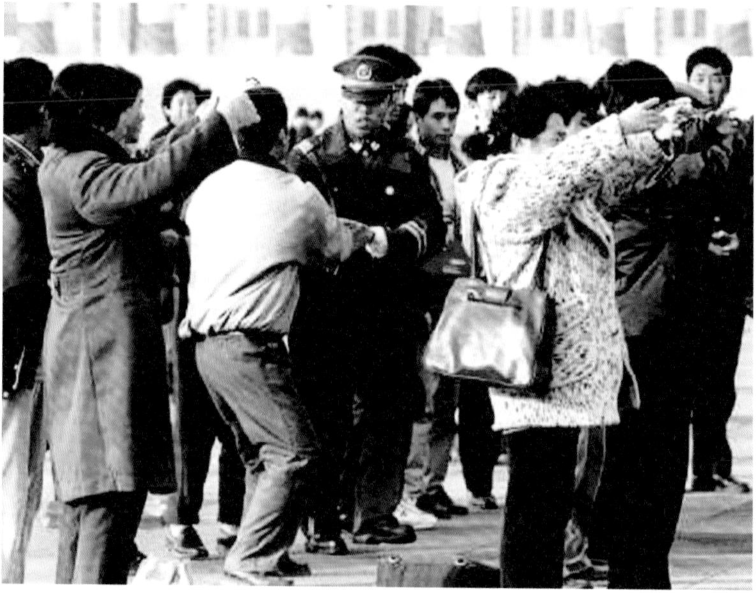

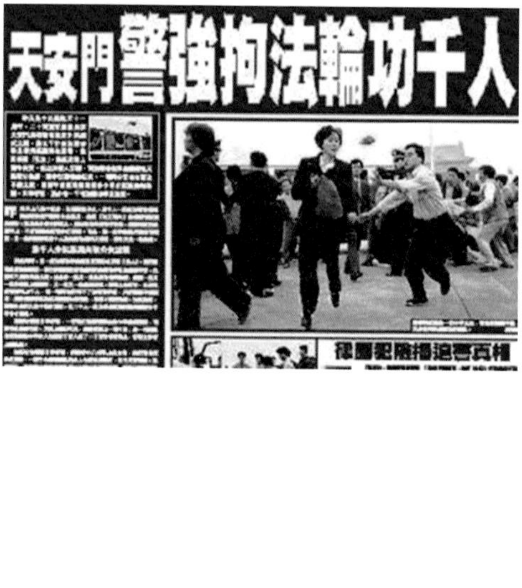
天安門警強拘法輪功千人

上圖：法輪功學員到各地省市政府「上訪」，然而上訪無效，於是他們到北京天安門表達自己的訴求，卻遭公安抓捕。

左圖：一九九九年七月二十日後，中國開始在各地抓捕法輪功學員。《蘋果日報》大幅報導了「天安門警強拘法輪功千人」。

談。」好友一邊將《轉法輪》暗縫到王珩的棉襖裡，同時不放心的叮囑她：「現在到處都是警察，他們都在抓學員，妳一定要小心。」王珩看了好友的幾位同事，個個神情緊張。幾個月以來，身為國家幹部的他們遭受到中共首當其衝的壓力，著實讓他們不再從容。

搭上往北京的火車，車廂裡有警察來回穿梭，王珩與同行的四五名學員分開坐，大夥連眼睛都不敢相互直視。到了北京，王珩卻與其他人走散了。「他們說要去哪呢？我忘了呀。」不得已，她找了一家小旅館自己住下。這時她才發現，路上、車站到處都有警察要抓捕學員。過了兩天，王珩自己平安的回到武漢。

慢慢地王珩才了解，因為中國各地都禁止煉法輪功，各地學員也都紛紛到各地省市政府「上訪」，然而上訪無效，於是，他們想到象徵中國最高的政治場所——北京天安門，表達自己的訴求，希望政府能讓他們恢復自由煉功，這是他們目前想到唯一能做的，也是唯一的希望。

十二月底，一天半夜，王珩又接到好友的電話，她刻意壓低音量說：「王珩，明年二月黃曆新年，大家還要去北京，妳去嗎？」

「去啊，我去啊。」王珩毫不猶豫。

「好，到時候，我再跟妳聯絡。」好友匆匆掛上電話。

幾天後，王珩就拿到核發赴台的簽證。一月，還沒來得及趕上二度北京行，王珩就搭上回台的班機。隔著機窗，俯瞰熟悉的武漢上空，王珩心裡五味雜陳，回想半年前踏上家鄉的雀躍心情，與今日對比，真是恍如隔世。此刻，她期待著回到台灣，呼吸自由空氣，但又牽掛著好友與武漢的同修。她無法預知，大陸法輪功學員的處境竟越來越艱難，而自己也因修煉法輪功，至今無法再踏上家鄉的土地。

華盛頓紀念碑前「堅如磐石」

自一九九九年七月二十日北京開始抓捕法輪功學員，這一天就成為中共對法輪功公開迫害的起始日，「七・二〇」也成為法輪功學員的一個專詞。然而，在迫害剛開始發生的初期，許多台灣的法輪功學員雖然感到沉痛、擔憂，覺得不可理解，不可思議，但卻沒有意識到迫害會延續這麼長時間，也沒有意識到迫害會發展得如此殘酷。

由於迫害事起突然，原本在舊金山要召開的法輪功修煉心得交流會也臨時取消，台灣學員因此匆忙改換行程。一九九九年七月二十四日子時，黃春梅、張清溪等二十來人抵達紐約，再轉搭深夜三點的火車到華盛頓特區，當下火車時天已經亮了。根據美國學員事前所告知，大家得再轉搭地鐵。從伍德利公園－動物園站（Woodley Park–Zoo）下車之後，一群人拖著行李走往中共領館，行經塔夫脫橋（William Howard Taft Bridge），在近二十四小時的奔波後，張清溪只記得當年這座橋好長、好長……

與此同時，位在華府近郊一棟連排透天屋子裡，陸續走出一些法輪功學員，有的人手上拿著剛剛做好的橫幅，有人拿著小張的傳單，那是兩位學員三夜未眠趕著做出來的。

七月二十日，當中國開始大規模的抓捕法輪功學員，消息很快傳開，中國境內的法輪功學員不約而同地趕往北京請願，而在美國等海外的學員卻也不約而同的前往華盛頓特區。「去華府，雖然不知道做什麼，但也許能做點什麼！」這是當時許多人的想法。而居住在華府當地的學員也盡力收容來自各地的學員，以降低學員們出門在外的花費。「有時連餐桌下的地板都睡著人」，一位屋主薛女士如此說道。

在華盛頓特區康乃迪大道的中共駐美大使館前，有一個面積不大的街心花園，人稱「小天安門廣場」。當中國的法輪功學員千里迢迢奔赴北京的時候，海外的學員們則聚集到了這裡，與去北京上訪的學員們遙遙呼應。他們要向中共領館反映：不應該禁止修煉法輪功。

當台灣學員到達時，街心花園已經沒有地方可以落腳，大家只好在附近道路旁尋覓空隙加入請願行列，台灣學員們因此分散在好幾個地方。學員們站在人行道邊上，行李則放在身後，有人拿來了一些展板，大家就在烈日下舉著不同的訴求。雖然一路奔波到此，展板舉得久了，未曾用餐的身軀仍頗為疲累，但是台灣學員們心裡清楚現在是非常時期，肅穆的氣氛，激勵著大家堅持著。

黃春梅等人尋找著華府當地的學員，以探詢情況。幾次的溝通之中，她從當地同修口中得知更多、更即時關於中共對法輪功迫害的現況。雖然台灣學員沒有經歷過共產黨的統治，無法真正感受到問題的嚴重性，但是也能從同修的話語與神情中感受到事態的嚴峻，個性沉穩的黃春梅也因此不自覺的變得更加沉重、肅穆。最後決定：

台灣學員全部轉往華盛頓紀念碑前靜坐。

高中美術老師周怡秀也是那次的成員之一，她原本報名參加舊金山舉辦的修煉心得交流會，讓自己能「比學比修」，在修煉上得到激勵與促進。未料「七．二〇」讓交流會臨時取消，她與眾人從台灣飛抵紐約，再一起來到華盛頓特區。

華盛頓紀念碑與美國國會山莊彼此遙遙相望，中間由數個方形草坪連結成如長條的青綠地毯，草地兩側是人行步道，步道旁則是兩列矗立的森林綠蔭，像是兩條綠色牆籬，把俗世喧囂阻絕於外，讓自由、人權的精神通行其間。法輪功學員就在其中一塊草地上集體煉功，一遍又一遍的煉。而台灣學員在返台前每天都是在這裡參加活動。

在煉功休息之際，周怡秀有機會好好打量周遭：「多少人在這煉功？」「說不定有上千人吧？」她思量著。天空沒有雲朵，想來已遭太陽蒸乾，這是炎熱異常的日子！草地旁的走道沒有多少人，而更遠方的森林，雖聽不見鳥鳴，卻看得見綠蔭，它的陰涼多麼的

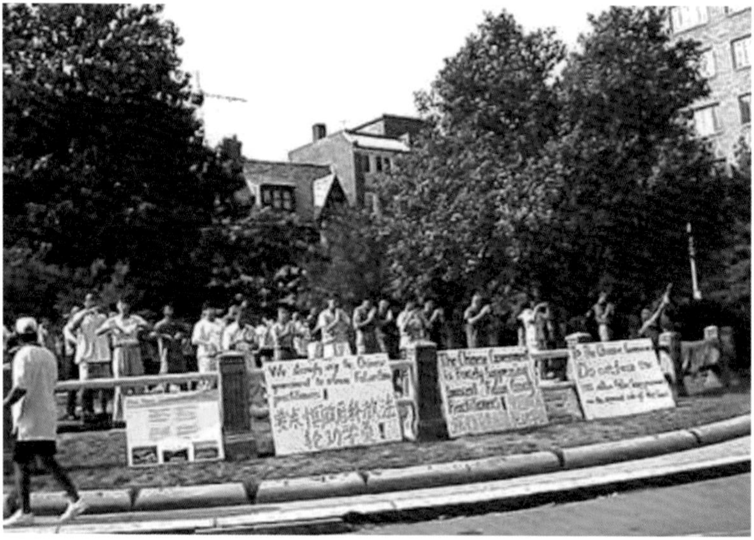

一九九九年七月二十三日，來自各地的法輪功學員，在中共駐美大使館前的街心花園煉功。

吸引人！

多年之後，她仍然記得當時灼熱得毒辣的陽光，她因盤腿打坐而上翻的腳底被曬得疼痛不已，她形容說，就像烙刑一般。事後大家得知當時華盛頓特區高溫達攝氏三十八度。晚上回到了住宿處脫下襪子，發現自己腳底竟然被曬得紅通通的。她後悔自己沒有戴帽子來，而她也突然發現怎麼其他人也都沒有戴帽？而後，她以美術老師的巧思，將泡棉坐墊挖了個洞，做了一個「帽子」。不過，之後她看見一些比她晚得法的學員卻能無遮無蔽，在一樣的陽光底下，幾天來一直都這樣端坐著，鮮少離位，這真的讓她意識到自己的差距。

草地前方某位女士正向大家報告大陸傳出來的消息。她認真地聽著：消息說許多大陸學員去天安門請願，警察拳打腳踢粗暴地把學員推上大公共汽車，被集體送往豐台體育場，學員們在沿途大聲地背誦著師父《洪吟》裡的詩詞〈無存〉：

生無所求
死不惜留
蕩盡妄念
佛不難修

從麥克風持續傳來訊息：非常多的學員被抓到那裡，不知道學員們……

聽著這些消息，周怡秀不禁沉重了起來，她不能明白怎麼會發生這樣的事情！她有些茫然，又有一種悲壯沛然莫之能禦般湧上胸臆。

周怡秀看見一位自己在歐洲留學時認識的德國學員，當她正想前去打聲招呼時，卻看見他紅著眼，眼睛含著淚。「男人或許不希望被人看見自己流淚吧？」於是她停下了步伐。

那幾天華盛頓特區的天氣很奇特，豔陽之間，卻可能突然下起雨來。沒有人因雨而移動，就任由雨水打在身上，大家依然隨著音樂悠緩的煉著功。而許多人都不約而同地感覺到這雨珠粒粒分明，像極了一顆顆的淚珠落在身上。有人說那些雨珠是神佛的眼淚……

而雨後沒多久，經常又是一片豔陽。

豔陽又或是雨。汗水濕了衣服，然後又乾了。有時候大家一起背誦《洪吟》，周怡秀多年後回想，在當時的環境裡對法理似乎特別能理解，幾次背著背著她就潸然落淚。

隔天周怡秀突然被分派一個任務：代讀朱婉琪律師以人權、法律認識當前事件的發言稿。因為朱婉琪自己不能到場，而周怡秀的國語又最標準，就由她代讀。

煉功、不同學員發表自己的認識、主持人發布來自大陸的最新訊息，那段日子在國家廣場上的活動就是這樣交替著進行。

周怡秀深刻的記得，某天廣場上突然一陣騷動，只見前方有人

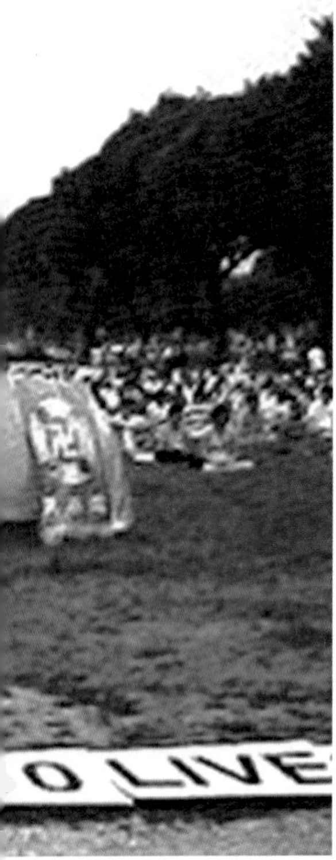

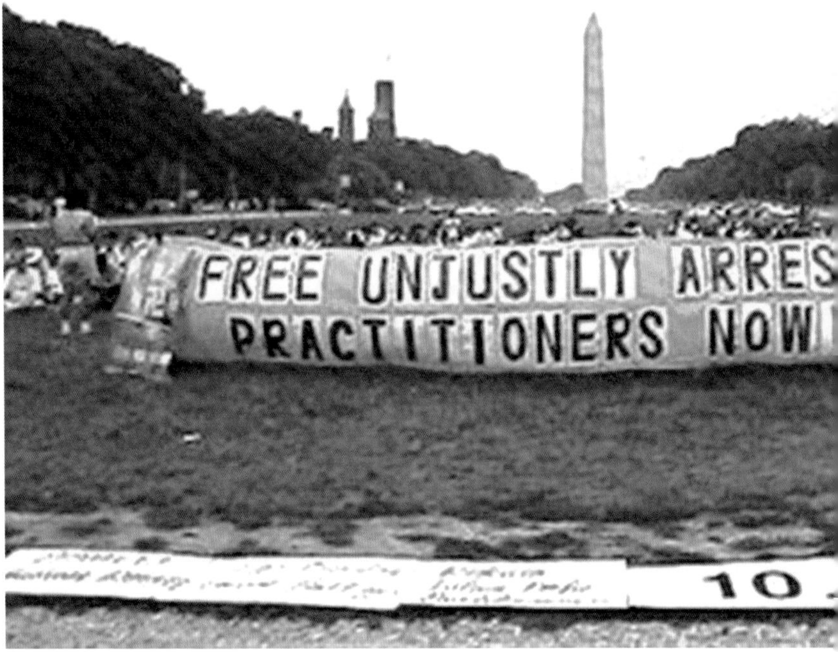

一九九九年七月二十四日的華盛頓紀念碑前，來自不同國家的法輪功學員在烈日曝曬下依然安靜地在草地上煉功靜坐。

拿著一面紅色錦旗，聽主持人講錦旗上繡著「勇猛精進 堅如磐石」八個字，是大陸學員親手繡的，再託人帶到海外。霎時間，現場響起長時間熱烈的掌聲。

幾日來壓抑、沉悶堵塞著學員們的胸臆：大法遭受著不公平的對待！又掛念著大陸的同修。在打壓中，他們可能身受的危難，擔憂著他們安全，也怕同修承受不住迫害失去修煉的機緣……「勇猛精進 堅如磐石」這幾個字的出現，恰恰給大家指出了重點，撥雲見日。也同時讓大家擔憂懸著的心有了安定。周怡秀看見不少人流著淚鼓著掌。這幾個字似乎也像一道靈光閃進心裡。那個片刻，莫名的，她意識到什麼叫做「勇猛精進」。

在美國，上千人在國家廣場的集會必須事先申請，華府當地學員得知規定之後才緊急提出申請，而原本至少一週的申請時間，破例在一天內獲得核發集會許可。許多事情都不曾經歷過，也不知該怎麼做。幾天來，周怡秀不時看到來自不同地區的學員在草地邊上商議著，具體的作法似乎是不斷的在討論之中推動著。而台灣的學員則在草地區靜靜的坐著。

幾經討論後，大家認為應該讓美國政府清楚當前在中國發生的事，「打通一個跟中國政府對話的管道」，於是決定向國會議員們說明此事。一些平常敢於表達、不怯場的人開始行動，而當地學員則把自己的正式套裝借給了他們。後來，大家又決定在七月二十九日舉辦記者會，希望透過媒體喚起全世界關注中國正在發生的迫害。

台灣學員沒來得及參加記者會就返台了。回台後，大家覺得也應該做些什麼，但是要做什麼？「四‧二五」事件之後大家已經開始跟媒體接觸，所以回來之後，大家就延續著之前的作法──集體煉功、讓大眾更認識法輪功。作法上沒什麼變化，只是不自覺的都更積極一些。後來中共發布越來越多的抹黑報導，台灣學員也不時地加以澄清。

一通來自大陸的電話

而在台灣本地，當迫害的消息一傳來，與大陸學員最早接觸的鄭文煌、何來琴夫婦馬上拿起電話，照著電話簿上的號碼一一撥打。然而不是無人接聽，就是線路不通。他們所認識的學員一夕之間全都消失，這讓他們夫妻倆焦急如焚，何來琴因此連續哭了幾天。

電話不通，寫信吧！他們一封封的寫，然後一封封的寄往大陸，希望能得到那些過去曾不斷鼓勵著他們的同修的回覆。然而，苦等幾個月也毫無回音。

幾個月後一通來電，「喂——」電話那頭傳來熟悉的聲音。

鄭文煌一聽就急促的說，「是某某嗎？你們好嗎？我打電話沒人接，寫去的信，你們收到嗎？」

「嗯……」對方遲疑而低聲的回答，「我很好，……『老母親』好嗎？」

鄭文煌頓了一下，一時不解。這時他聽見話筒裡嗡嗡的雜音作響，他明白也許被監聽了！「老母親」？他靈光一閃，應該是指李洪志師父的密語。

「他很好！」鄭文煌回答道。

「那就好，台灣好嗎？」

「很好，現在不僅台灣，全世界都弘傳得很廣喔！」鄭文煌也很機警的避開了「關鍵字」。

「那就好。」對方傳來寬慰的聲音，「那保重，再見！」

「是，保重，你也要保重！」

鄭文煌不捨地掛上話筒。此後迄今，這名學員一直毫無音訊，不知下落。

真相之花多元綻放

一九九九年「四．二五」事件將法輪功推向國際，一時間，國際社會開始好奇「法輪功」到底是什麼？國際媒體開始競逐報導，台灣媒體也爭相採訪，法輪功成了鎂光燈下的目標。此時的台灣法輪功學員也被動的面向媒體、面對大眾。

而在七月二十日之後，大陸傳來一波波學員被抓捕、煉功點遭到禁止、法輪功被列為非法組織的消息……中國的媒體幾乎無休止的播報各種對法輪功的污衊與謊言，這些內容嚴重的影響了大陸民眾，而海外少數媒體的轉載，也間接的誤導了世界各地的民眾。於是，眾多親身受益的台灣學員，就更迫切地想讓民眾知道法輪功的真相，明白中國正在發生著對法輪功的迫害，中共一言堂的報導全是為迫害而做的構陷。

為講真相走向人群

「迫害前，本來心情是很平靜的，自己把自己的事情做好就好了，很單純、很單純的修煉人。」王珩說：「學法、煉功啊，買菜、做飯、做家務；要上班的就上班。很規律的過自己的生活，過自己個人修煉的生活。」

「當法輪功被打壓、誣陷的時候，心態就轉變成要主動的去參與一些集體的弘法、講真相的活動，而且是要主動去接洽，很主動的走向社會，走向人群。」王珩說。

「在那個大迫害下，我們也沒有辦法幫大陸學員什麼。只能是更堅定的修煉，更加積極弘法，有什麼反迫害的活動，更積極去做，多多參與。」何來琴回憶著那段時日這麼說著。

在四月二十五日中南海上訪事件後，台灣法輪功學員就開始改變以往單純的個人修煉狀態，轉而積極的向外界介紹法輪功，彼此鼓勵到公園、學校、公家機構等適合的場地晨煉，並在假日時集體煉功。「七．二〇」之後，這樣的活動就更為頻繁，前來參加的人數也不斷增加。就台北市而言，中正紀念堂、國父紀念館、大安森林公園等，都可見到為數不少的煉功人群，黃春梅回憶，「星期一到星期六在自己附近的公園煉功，星期天就集體煉功弘法。」

除了由輔導站或聯絡人發起的假日集體煉功，學員私下也會依便利條件，三三兩兩相約弘法。王珩舉例說，一次，某位台北學員想趁回娘家之便在雲林弘法，洪吉弘便聯繫了台中的學員，王珩接到通知後，預先申請場地，並聯絡幾名中部學員，大家相約開車南下，到雲林的科技大學集體煉功。

「悟到的同修，認識到的同修，帶著大家一起往前走，一起去弘法，一起去講真相。」王珩說，自發性的發起活動，時間便利的人就參與。而透過彼此間的心得交流，相互鼓舞、彼此激勵，積極的走向人群，展示修煉的美好。

辦活動，邀請官員、立委為活動站台，「因為打壓才要去講真相，不打壓，我們就修我們自己就好了。」王珩說。

而在不同的地區，不同的學員也有不同的認識，他們也採取不同的作為來讓台灣民眾明白真相。

李老師的講法迴盪花東縱谷

一九九九年張震宇與楊坤茂走進花蓮當地的電視台——洄瀾電視台，他們想託播李老師的講法錄影帶，而接待他們的是電視台副總經理謝中宇。一進門，謝中宇問兩人是哪個機構？有多少預算？張震宇回答：「我們沒有組織、沒有機構，也沒有預算。那您說要多少錢，我去想辦法把錢湊出來。」

張震宇回憶，謝中宇手裡拿著香煙看著他們，聽完後，沒理他們就走出會議室抽菸，十幾分鐘之後才再回來。

「你們不知道在電視台播放節目要付錢的嗎？」

張震宇說：「我們知道要錢，要多少錢？我們可以付。」

他又問：「是個人付嗎？」

張震宇說：「是。」

謝中宇用奇怪的眼光打量著這兩人。「若播一集要十萬元，這全部講法播放完要三十集，共三百萬元。」「你們為什麼要播這個？」

張震宇與楊坤茂兩人講著修煉法輪大法的內涵，並把自己煉功受益的故事告訴對方。

謝中宇聽完後又走出辦公室。

回來後，謝中宇意外的告訴兩人：電視台願意免費播放。

事後張震宇才明白，一般會做類似事情的都是基金會或是宗教團體，謝中宇更透露有位宗教界的朋友，以前做了不少壞事，後來賺了一些錢，就出錢在他們電視播放宗教的東西，以此贖罪。而他觀察著兩人，認為他倆很誠懇，是真心想做一個有益於公眾的事情，所以與公司商討之後決定免費播放。

此外，楊坤茂與妻子張麗珠及張震宇三人又到中央廣播電台洽談播放李老師的講法錄音，而後來央廣也以低廉的價格答應託播，並以採訪及座談的形式陸續做了法輪功的相關節目。

一九九九年，當中國開始對法輪功鎮壓與迫害時，李老師的講法卻在花東縱谷間迴盪著，讓更多人有機緣接觸與認識。

學員修煉故事影帶製作

一九九九年七月二十日，王治文、李昌、紀烈武等許多北京學員被中共非法抓捕的消息傳出，隨後中共的謊言構陷越來越嚴重，台視這群有專業技術的學員興起了拍攝學員修煉故事的想法。

他們選擇了不同類型的修煉人故事進行拍攝：尋覓真道的出家人釋證通、大學教授張清溪與艾昌瑞、中醫師胡乃文、律師朱婉琪、台大學生吳政翰以及成功的果農吳永清等人的修煉故事紀錄片，讓民眾進一步認識法輪功，遏止中共的污衊。

前台視導播張瓊文回憶，剛開始的想法很單純，只想到將影片製成影音光碟，由學員發給周遭的親朋好友。而時任台視財務部副理的黃小銘卻另有想法，他積極的接洽台灣各家電視台播出。

系列影片最先於二〇〇〇年在台視購買時段播出，一星期播出一集，但播出四集後，計畫到北京設立新聞中心的台視新聞部，就接到中共國台辦的施壓電話，以撤掉新聞中心為要脅，要求停播。後經黃小銘與台視業務部力爭，他要求台視繼續履行合約，但續播九集完成一季的合約後，就無法再續約播出。

後來黃小銘又與民視（民間全民電視公司）完成簽約，成功播出一季十三集的法輪功學員修煉故事。

期間，黃小銘繼續與其他電視台接洽，但都無果。他曾與某電視台簽約後，僅播出一集對方就喊停。也曾與某新加坡衛星電視洽談甚歡，但一走出會議廳，黃小銘就接到對方電話：「抱歉，我們董事長說不行。」

在「七．二〇」之後，雖然中共對法輪功的迫害就逐漸擴大，然而，許多台灣學員或多或少都以為不久之後打壓就會消失，很快地就可以恢復正常煉功。張瓊文就說：「我那時就有一種錯覺，覺得好像這十三集影片拍完之後，迫害就會結束了。」

一九九九年十二月二十六日北京法院以「利用X教妨礙法律實施罪」等罪名，分別判處李昌、王治文、紀烈武和姚潔十八年、十六年、十二年和七年有期徒刑。消息傳來，台灣學員頗受衝擊，與他們曾經接觸的老學員們更是傷心難過。這也讓大家逐漸地認識到：這場迫害未必會很快結束，也許需要更深入與細緻的讓人明白法輪功的真相。

雖然播出管道受阻，製作影片卻沒有停止，張瓊文說：「迫害還沒有停，所以我們就繼續製作影片。」

除了製作更多的修煉故事，還拍攝了法輪大法在台灣各地的情況，甚至還拍攝台灣學員到海外弘法的影片等。

在台視學員之外，參與拍攝影片的學員也越來越多，於是企劃、攝影、剪接等專業培訓也開始進行，而這些「門外漢」神速進步的現象，讓一路從台視基層做到新聞導播的張瓊文驚嘆：「我們都嚇一跳，哇，大法弟子太了不起了，他們就很神奇的把東西做出來。」

多年後，張瓊文回憶，製作影片時未曾思考能產生多少效應，但意外的是，僅在台視播出的期間，張瓊文經常在上班時接到總機轉來的電話，有人告訴她：「我要煉法輪功」，或是問她「哪裡有煉功點」。直到今日，她也會經常偶遇陌生的學員，對方經常告訴她：「我是看了你們製作的光碟得法的！」

景點前的另一道風景

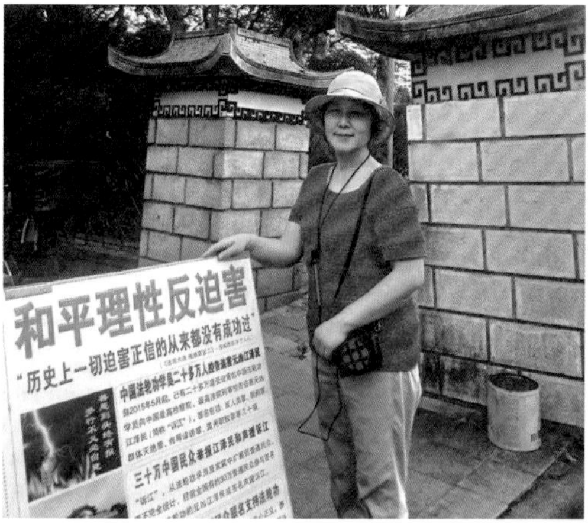
和平理性反迫害
"历史上一切迫害正信的从来都没有成功过"

程曦笑容可掬地站在法輪功真相展板前，迎接著遠道而來的大陸遊客。

在國父紀念館街道路口，程曦戴著帽子、拿著麥克風，在一幅幅法輪功真相展板前，笑容可掬地招呼著紛至沓來的大陸遊客。時光飛逝，程曦從大陸嫁來台灣，轉瞬已過二十年。

一九九三年，程曦新婚，先生是台灣人，為她在深圳買了樓房。一九九八年某天，她聽鄰居說住家附近圖書館有很多人在煉法輪功，便心生好奇，想過去看看。「我到那邊看到他們在那打坐，等他們睜開眼睛後，我問你們在幹嘛，他說我們在煉氣功，想煉嗎？我說好。其中一位輔導員借給我一本《轉法輪》，讓我帶回家看。」

程曦回去看了書，知道這是一本教人做好人的書，她將書還給輔導員，決定自己買一本來看。

一九九九年，程曦跟著先生來到台灣正式定居，除了重要家當之外，她沒有忘記把《轉法輪》也帶了過來。在台灣，除了先生與孩子外，程曦舉目無親，內心期盼著一種莫名的歸屬感。直到一年後在一輛客運上，無意間看到一位女士拿著熟悉的《轉法輪》在看，她心頭湧上一股他鄉遇故知的親切感，程曦驚喜地向前攀談：「我也有這本書啊，妳是煉法輪功的？」

在聯絡交談下，程曦得知台北國父紀念館魚池旁，就有同修晨煉。幾天後的清晨，程曦找到他們，就像找到親人般，開始學煉了起來。「當時我就是感覺煉功學法很舒服，後來才恍然明白我為什麼覺得舒服。」

她說：「之前在深圳工作時，同事跟我借了錢沒還，結果離職走了也沒有通知我。還有一個朋友說要和我合夥做生意，後來給了錢才發現這是一場騙局。我接連被朋友同事欺騙，心裡覺得很難過很鬱悶，覺得這世界為什麼是這樣的？後來我看了《轉法輪》第四講失與得，心裡一下子就釋懷了，我想搞不好我上輩子欠他的，如果沒有欠他，他還給了我德，原本糾結鬱悶的心因此放下了，覺得好舒服好舒坦！」

煉功不久，程曦也體驗到了法輪轉動的殊勝感受。「有天我坐在床上，突然感到腹部有東西在轉，我下意識去摸，停了，把書拿起來看他又轉了。我確認了好幾次，真真實實的，不是幻覺。可是我們之前在中國是什麼都不信的，家裡沒有任何信仰，覺得佛道神都是封建迷信，大陸從小就是這樣教育我們的。現在，我卻真實體驗到《轉法輪》說的一點都不玄。」

修煉後的美好殊勝，讓程曦時常在旭日東升、一天初始，帶著孩子開始到國父紀念館煉功，有時孩子和大人們一起盤腿打坐，有時坐不住了，就在旁邊騎著腳踏車玩。簡單平凡的生活，讓她感受到前所未有的天地靜好。然而，這樣的幸福卻在幾個月後嘎然而止。

二〇〇一年一月二十三日除夕，在北京天安門廣場發生五人「自焚案」，中共媒體一反常態迅速報導，嫁禍誣陷法輪功，以此做為鎮壓的藉口。二〇〇一年八月十四日，「國際教育發展組織」在聯合國會議上以錄影分析表明，整個事件是「政府一手導演」，這場由中共自編自演的天安門「自焚案」震驚國際。

二〇〇二年一月九日，程曦因事返回深圳，看到當地電視台以自焚偽案欺騙百姓，煽動人民對法輪功的仇恨與誤解，於是自發性地在深圳大學發放真相光碟，而她卻因此「被消失」了四年。

回憶當時的情景，程曦心有餘悸道：「我真的不知道大陸對法輪功的鎮壓這麼嚴重！政保科說我這個事情已經上升到國家層面，是江澤民在管，你是搞台獨、破壞國家統一，我們得看上面的意思才能放。我心想自己不過是一個家庭主婦，什麼時候變成他們口中顛覆國家的分裂份子？」

被抓捕之後，家人和先生軟硬兼施讓程曦背棄信仰，簽下不修煉的「保證書」，就是希望中共可以答應承諾，寫了「保證」就放人，然而這一等卻將近一年。「我被關在一個監倉裡，裡面的人進進出出，經常是人滿為患。在裡面幾乎每天都要當勞工做看守所從外面接的訂單。每天吃的飯菜幾乎都是一樣的，一個塑料瓢，裡面盛著透著霉味的飯，覆著高麗菜葉與肥肉。那時候就想以後出來，再也不吃高麗菜了！」

沒有盡頭的盼望，讓程曦心力交瘁，她想著台灣的孩子和丈夫，心如刀割！她在看守所分分秒秒熬著等著，終於等到了開庭，但宣判的卻是個晴天霹靂的非法判決！「他們判我四年，我當時整個就接受不了了，我說我犯了哪一條你們判我四年，我在台灣、在全世界都可以發光碟，我們煉功哪裡有自焚，我說真話還被關嗎？！」

判決下來後，程曦很快被送到廣東女子監獄，「監區和監區之間就像隔了一個世界，我完全不知道外面的情況。他們在我身邊安排兩個幫教，無論吃飯睡覺上廁所都二十四小時跟著你，你無心說一句話都會被無限上綱，他們每天都要向上面彙報我今天說了什麼、在想什麼。所以我講話都特別小心，盡量不講話，任何犯人都不能跟我說話否則會被處罰。有時候幫教來長時間談話，我兩邊腮幫子會變得很瘦澀，這時我才想到，喔，我已經好久沒有長時間說話了。」

禁錮的生活像是空氣都停滯住了，休息無法放鬆，喝水、上廁所都需要報告，甚至連腦袋想甚麼都無法藏匿，一思一念都要挖出來，按照中共的意志轉化。程曦回憶被關押的日子提到：「他們不斷給我看污衊法輪功的文宣內容，要我按他們的要求寫悔過，寫得不對要重寫，還要違心說假話。有一次天黑了，我還在寫檢查，所寫的內容要符合他們所規定的程度。那時我就想我《轉法輪》書第三遍都沒看完，還要被強迫灌輸污衊大法的內容，共產黨實在太恐怖了！」

在離開廣東女子監獄的時候，員警「溫言」恐嚇：「如果妳要煉，妳會連累到妳的家人，並且永遠回不來了。」

從二〇〇二年一月十八日被抓，到二〇〇五年十二月十七日釋放，一千三百七十九個被中共消失的日子，是程曦生命裡最黑暗的一段空白。回到久違的台灣，物是人非，最思念的孩子已不再是原來的模樣。

「我剛被抓時，孩子才上一年級，當時馬上要過年了，等我和他再相見，孩子已上小學五年級，變得又胖又高，我都快不認識他了。這四年來，有同學笑他沒有媽媽，有家長說坐牢就是不太好，許多謠言他聽在耳裡、積在心裡，解釋不清就和同學動手打架了。」

懷著愧疚與心酸，程曦用盡心力地彌補，但當先生與孩子都不在時，心底深處的疑問仍不斷湧出：「這四年來，難道法輪功都沒有營救我？法輪功真如中共說的那樣嗎？」

經過一段時日的思考與沉澱，程曦與同修有了聯絡。

程曦說：「同修告訴我當然有營救我啊，他們想要召開記者會，可是先生說這是他的家務事，如果做就要控告他們。先生後來也坦白告訴我，同修說要讓國際營救，但我人在中共手上他當然要跟中共配合，因為中共說事情鬧大就不給回來，搞大了他得想辦法滅火。」

程曦回憶中共當初點燃的那把天安門自焚偽火，是為鎮壓打擊異己，為暴虐鳴鑼開道，那麼這四年來被強制灌輸的謊言，自然是中共洗腦的邪惡伎倆，自己又怎能輕易聽之任之呢？於是，程曦向同修借來被關押後的大法經文，一次一次地看著，反覆思考著：大陸人民在中共顛倒是非下，完全不清楚真相，被洗腦還替暴行叫好，那麼自己為什麼不將事實揭露出來呢？最後她下定決心重新修煉，並和身邊的人講清真相。

從二〇〇八年台灣開放大陸旅客直接來台觀光開始，無論嚴寒酷暑，總有許多法輪功學員自發地犧牲休息時間，高舉展板和資料，面帶笑容地迎接他們：「歡迎你們來台灣，祝您旅途平安，聽過法輪功嗎？」在這些樸實的身影中，程曦就是風雨無阻的一位。

程曦說：「現在他們好不容易出來旅遊，我又不能回大陸，我怎能眼睜睜看著共產黨繼續欺騙老百姓呢？有人認為我們是收了錢才站在這裡，我問他們給你多少錢願意站在這裡風吹日曬、還被人家罵，這不是一天兩天，已經十幾年了，給你多少錢你會願意做呢？」

她表示：「共產黨的組成是黨團隊，它做了那麼多傷天害理的事，你只要沒退出，它所做的壞事就有你一份。有人說我超齡了我早就退了，可當初入黨（團、隊）對著血旗發誓說『做共產主義接班人為黨奮鬥終生』『為黨獻出自己的生命』，你說我超齡了我就是退了，可是你的誓言中說了『為黨奮鬥終生』的，怎麼說退就退了呢？誓言是要兌現的！只有對上天表明心跡，你許的終身毒誓上天才能取消，是跟天表態不是到組織退，所以真名化名小名都可以，只要真心同意就可以，人心生一念、天地盡皆知。」

在人生的十字路口上，熙來攘往的臉孔儘管有的冷漠、有的鄙視、有的謾罵，但他們的心底深處都在期待真相。程曦知道自己在修煉中所得到的美好，遠不及自己對中國人所付出的辛勞，「就是一點一點的講，今天說一點，明天再說一點，不求什麼，只希望他們能認識中共邪黨暴政，能明白真善忍好、法輪大法好。」

程曦的故事是世界各地法輪功學員的縮影，他們的付出，不為自己，而是為別人，他們的心願，無論晴雨，堅持如初。

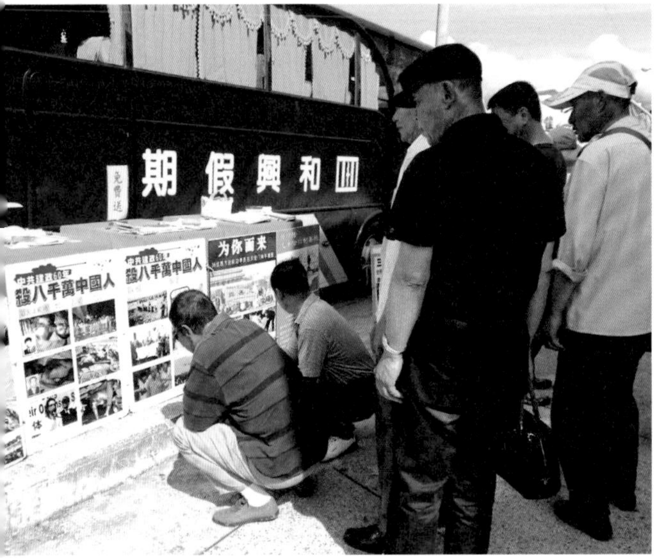

來台灣觀光旅遊的大陸遊客，聚精會神的看著法輪功的真相展板，展板上的圖片及內容在中國大陸很難看見。

你願意付我多少錢？

經過台北101大樓時，總會看見幾位法輪功學員在101大樓大門走道旁，靜靜的煉功，有幾位在展示看板，也有幾位手拿資料發送給過往遊客並講述真相。其中一位是六十多歲的牙醫師沈錕進，手扶展板佇立人群中，他說：「像這樣犧牲假日來參與這樣的活動，已經有許多年了。我覺得把法輪功介紹宣揚給大眾，是真正的大善。」

「未修煉之前，我曾經在某宗教慈善團體做義診工作，得法後，覺得做義診只是個小善，今天幫他治好病，說不定過十年半載他還要得病，這不是最終根本，俗話說『給他一條魚，不如給他釣竿』，由於我們全家都煉法輪功，還有許多法輪功朋友因為修煉，身體都得到改善、健康了。像我太太以前身體很不好，煉功之後，十幾年來幾乎沒用過健保卡，非常健康。」

沈醫師說他修煉後也改變很多，脾氣變好了，以前很大男人主義，現在比較會替妻子、家人著想，身體健康，心性也會變好，這是真正性命雙修的功法。「套句商業用語『好東西，要與好朋友分享』，所以才說，把法輪功介紹給大眾，是大善行為。」

問到為什麼要出來講真相？沈錕進說：「在中國很多訊息、新聞、法律，都是為中國共產黨一黨服務，不是為人民服務的，其新聞是利用來灌輸共產黨的思想，而真正的訊息卻被掩蓋。因此為了讓中國人民明白真相，另方面也是為突顯兩岸不同之處，這是我舉展版的目的。」

至於有人質疑「在景點發送法輪功資料的這些人是拿錢的」之說，沈醫師以自己為例：「如果你是老闆，你願意付我多少錢？我是位牙醫師，一天門診的收入，會比在這發資料賺的錢少嗎？還不用頂著烈日、寒風、下雨，多好！我是發自內心自願要來的，這裡每一個人都一樣，都是為了信仰而來，是為了大陸同胞能明白真相才來。」

盼陸客了解法輪大法的價值

在101景點，另有一位帶著六歲女兒，始終面容祥和、身子直挺、扶著多塊看板的法輪功學員謝冠園，她具有東京大學地球天文物理系專攻海洋磁場的尖端科學碩士學位，是全球最大鞋材與袋材垂直整合王國——南良集團總管理處的高階主管。

一九九八年，正值二十五歲的謝冠園赴日留學，謝冠園說：「我十八歲時出了一場大車禍，找遍中西名醫都無藥可治，折磨七年，我覺得快沒命了。在日本時，經由來自大陸河南的醫學系博士生介紹後，我開始修煉法輪功，神奇的事發生了：在第一次看了法輪功主要著作《轉法輪》及第一次煉功後，身體排出大量冰冷的汗水，像洗澡水一樣大量地一直流出，那時我非常疲倦，睡了兩小時起來後，長期胸口那個壓著讓我呼吸困難的東西，就不見了。」

「精神狀態更好後，做研究也有了重大突破。在地質事件定年上有個瓶頸，教授說是近四、五十年來突破不了的問題，但那次我們出船十天，就找到了一個很重要的關鍵證據，解決了這問題，教授說這是一個重大的突破。教授說我是個幸運兒，我說這完全是托法輪功之福，才能讓我保持最佳的身心狀態對團隊做出貢獻。」

謝冠園表示會主動到景點講真相是因為：「現在陸客來台旅遊日增，法輪大法教人真善忍，做好人，希望法輪大法的價值讓更多陸客能夠了解，以真實資料照片讓陸客知道，破除多年來中共對法輪功的造謠。同時希望大家能心存善念、積德行善，才能有美好的未來。」

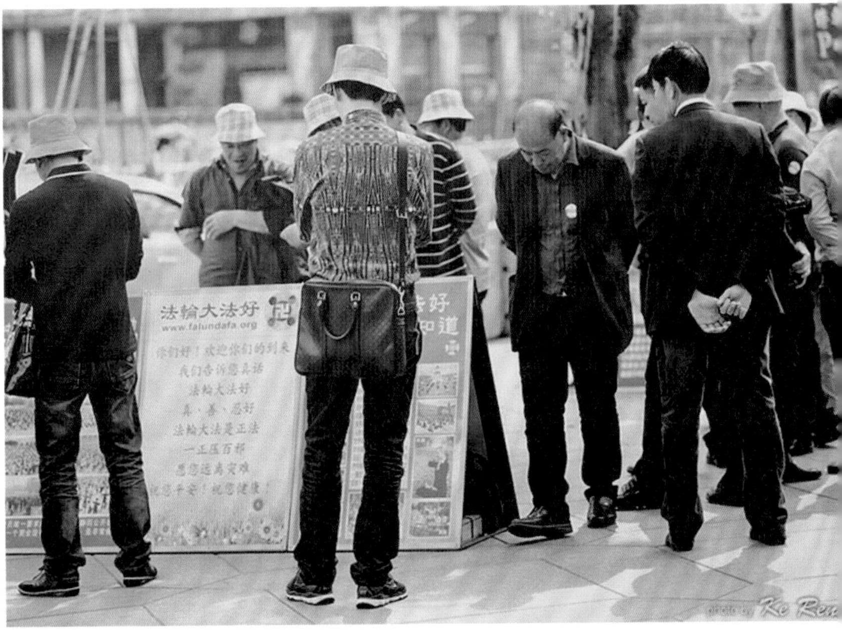
法輪大法好
www.falundafa.org
你们好！欢迎你们的到来
我们告诉您真话
法輪大法好
真、善、忍好
法輪大法是正法
一正压百邪
愿您远离灾难
祝您平安！祝您健康！

法輪功學員把迫害的真相以圖文方式展示在陸客會到訪的一些風景點。遊客在旅遊參觀之後，會聚精會神的觀看。

點點星光匯成銀河

持續至今二十年，在中共打壓迫害政策下，要改變法輪功被污衊與構陷的現狀，要扭轉大陸民眾的認識，單靠少數人的力量是不夠的。所以台灣法輪功學員就各顯神通，互相配合，相輔相成。

當夜幕籠罩，仰望天空會發現星辰點點。有人在景點看了橫幅，看了展板，也許還不是很了解；在其他的地方，又接觸到不同的內

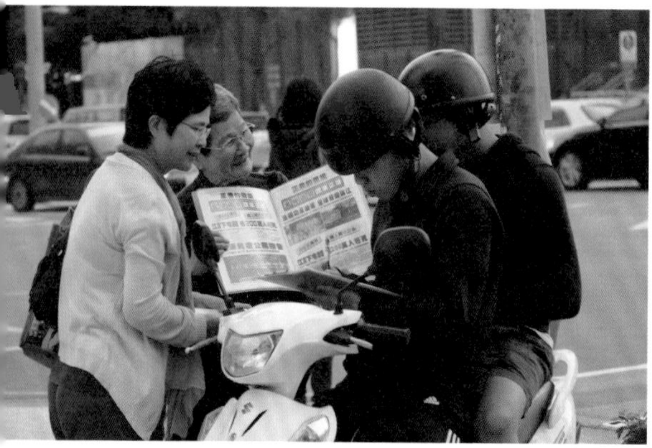

容，法輪功學員所做的一切，就是這樣自然的交織、串連起來。

一通通打向大陸的真相電話、一張張遞給遊客的傳單、一篇文章、一段樂曲或是一聲宏亮的「法輪大法好」就是那一顆顆發亮的星點，而這些一點一點閃著亮光的行動，匯聚成星系，又再匯聚成銀河。

有朝一日迫害結束時，或許人們會發現，這道銀河星光已讓世界變得更加美好。

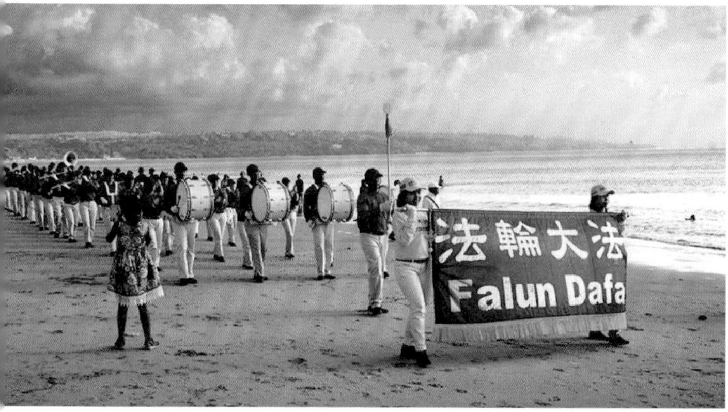

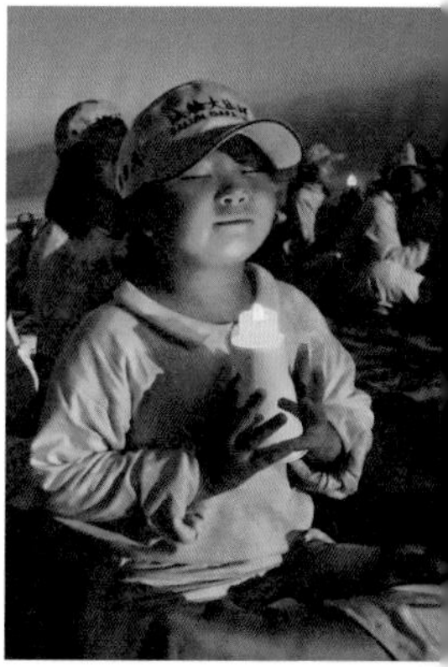

金色種子——法輪大法在台灣的故事

採訪、撰稿：曾祥富、黃錦　特約採訪：彭慧芳、沈芳如
編輯：黃蘭亭、陳柏年　特約編輯：任君
校對：蔡宜均　美術 / 封面設計：林彩綺

書中部分照片由受訪者提供。其他照片及使用素材
來自明慧網、大紀元新聞網，特申謝忱。
明慧網 http://big5.minghui.org/
大紀元 https://www.epochtimes.com/

出版：博大國際文化有限公司
電話：886-2-2769-0599
網址：http://www.broadpressinc.com
台灣經銷商：采舍國際通路
地址：新北市中和區中山路 2 段 366 巷 10 號 3 樓
電話：886-2-82458786　傳真：886-2-82458718
華文網網路書店：http://www.book4u.com.tw
新絲路網路書店：http://www.silkbook.com

規格：14.8cm ×21cm
國際書號：ISBN 978-986-97774-1-4(平裝)
定價：新台幣 320 元
出版日期：2019 年 11 月

國家圖書館出版品預行編目（CIP）資料

金色種子——法輪大法在台灣的故事 / 曾祥富，黃錦採訪．撰稿
-- 臺北市：博大國際文化，2019.11

288 面：14.8 x 21 公分
ISBN 978-986-97774-1-4（平裝）

1. 民間信仰 2. 氣功 3. 健康法
271.96　　108017669